体育指導者のための
国民の健康寿命を延ばす取り組み
―理論から実践法まで―

監　修：一般社団法人全国体育スポーツ系大学協議会
編・著：健康寿命延長に関する研究委員会

本書の発刊にあたり

一般社団法人全国体育スポーツ系大学協議会
会　長　松浪 健四郎
（学校法人 日本体育大学 理事長）

　政府は、私たち日本人は 100 歳まで生きると言い、その対応を考慮せねばならなくなった。長寿は有難いが、はたして健康で人生を全うすることができるかが問われる。厚生労働省の推計によれば、認知症患者は 2025 年には 730 万人、60 年には 1154 万人に増加する可能性があるという。脅威的な数字であろう。

　日本人の死亡原因は、がん、心臓病、老衰、肺炎と続くが、糖尿病等の生活習慣病からくる高齢者の死亡も多い。国民 1 人 1 人が、「健康」に留意すれば、病気の予防になるばかりか、あらゆる疾病の発見にもつながる。いかなる難病であれ、近代医学は早期発見であれば、対処できるほど進化している。

　長寿であろうとも、寝たきり老人では困る。いかに平均寿命が延びたとはいえ、男女ともにだいたい 10 歳くらい健康寿命が短いとされるが、それは好ましいことではない。幸い、老衰で亡くなる高齢者が毎年のごとく増加しているにつけ、そのうち認知症患者も多いという。

　健康寿命の延長は、国民医療費の節減にくわえ、その人の人生を豊かにする。「健康」に関する学問を指導・研究する私たちの使命の 1 つとして、健康寿命延長に関して調査・研究する責務があると考えた。

　私事にわたり恐縮に存じますが、私は 4 度もがん患者になった。前立腺がん、悪性リンパ腫、膵臓がん、そして大腸がんを体験した。幸運にもすべて初期のがんで治療後、元気に活動中である。定期的に「人間ドック」に入り、平素からの身体に関する危機意識の大切さを教えられた。

　外見上、どんなに「健康」に見えても、内臓諸器官が蝕まれている可能性もある。腰や背中が痛い等の症状が表出してから病院に行っても手遅れ、日頃からの意識を高めておかねばならない。本書が、そのために役立てば望外の喜びである。

　「健康」は、第三者が与えてくれるものではない。己自身が、常に注意しチェックして増進させねばならない。本書が健康寿命にとどまらず、自己管理のための指南書としての役割をも期待する。執筆者の諸先生方のご苦労に感謝し、こうして刊行できますことに対し、謹んで御礼申し上げます。

高齢者健康寿命における体育スポーツ系学部 学生の役割について

一般社団法人全国体育スポーツ系大学協議会
健康寿命延長プロジェクト担当理事　　**大澤　英雄**
（学校法人 国士舘 理事長）

　日本はこれまで経験したことがないほどの高齢化社会に直面し、さらに今後、この傾向は顕著となります。高齢化の波をどの様にのり超えていくのか世界から注目をあびています。

　人は誰でも年をとります。年をとると体力の低下、筋力の低下、気力の低下、もっと進めばさまざまな病気に直面します。誰でも加齢という現象の前では平等です。そして願わくば人の世話をうけずに、穏やかに年を重ねていきたいと考えるのは万人の願いでしょう。

　私たち、体育スポーツ系学生を育成する大学では、この健康寿命について大学がどのような役割を果たせるか一昨年より委員会を立ち上げ検討してまいりました。健康寿命とは「健康上の問題で日常生活が制限されることなく生活できる期間」と定義されています。いかに活動的な高齢者ライフをおくれるかでその人の生活の質を高められるといっても過言ではありません。

　これまで体育学部は、アスリートを目指すもの、体育教員になるもの、スポーツトレーナーになるもの、また、いろいろな形でスポーツにかかわっていきたいと考える学生が多く在籍してまいりました。また施設は、自らを錬成するために広い教場やグラウンド・体育館やアスレティック機材を有しています。さらに、指導ができるアスレティックトレーナーやそれを目指すための学生トレーナーも多く在籍します。

　大学が有するこれらの人的・施設資源を活用し、高齢者の健康的な生活を維持するための取り組みを図っていくべきではないかという点を私たちは提案したいのです。若い情熱をもつ体育スポーツ系学生が、高齢者の手をとり、その身体機能を維持し、より生きがいの持てる生活をできるために役立てることは決して無為ではないと思います。

　本冊子は高齢者健康寿命にかかわるケアを行う者が、高齢者の体の変化を理解して、健康な身体を維持するためにどのような取り組みができるのかについて、各大学の経験と知識を集約し、まとめていただきました。

　今は新型コロナウイルス感染拡大という未曾有の事態が社会を覆っています。どの大学も遠隔授業で学生と教員の交わりも少なくなっておりますが、コロナ禍の収束後には必ず、体育スポーツ系大学本来の活発な活動とアイデンティティーを取り戻したいと考えております。

　本冊子が高齢者の健康的な生活維持にかかわる方々のお役に立つことが出来ればこの上ない喜びです。

体育指導者のための国民の健康寿命を延ばす取り組み 理論から実践法まで

はじめに

健康寿命延長に関する研究委員会

経済産業省が平成30年に纏めた『経済産業省におけるヘルスケア産業政策について』によると、急速な高齢化及び少子化は、社会保障費の拡大、労働力の減少、経済活動の停滞へとつながり、これらは政策課題となって抜本的な解決策に迫られている。

我が国の医療給付費が、現在、約36兆円あり、2025年度には約54兆円に達する見込みである。また、介護給付費は、現在の約9兆円から2025年度には約20兆円に達する見込みとなっている。

『医科診療費の傷害別内訳(2013年度)』によると、総額28兆7,447億円の内訳は、①生活習慣病(悪性新生物、高血圧疾患、脳血管疾患、心疾患、糖尿病)8兆2,636億円(34.4%)、②老化に伴う疾患(筋骨格系・関節等、骨折、眼科)4兆4,166億円(15.3%)、③精神・神経の疾患(神経系・アルツハイマー等、精神疾患)3兆1,578億円(10.9%)、④器官系の疾患(呼吸器系・肺炎等、消化器系)3兆8,226億円(13.3%)、⑤その他(腎不全、感染症等)7兆3,111億円(26.1%)となっており、医科診療費(2013年度)の3分の1以上が生活習慣病関連であり、その他、老化に伴う筋骨格系・関節などの運動器疾患及び精神・神経の疾患の占める割合が高いとして、今後は、自覚症状の呈することのないために、病院に通院しない「未病状態」である「未受診者」をターゲットにした予防対策の必要性が謳われている。

そこで未受診者をターゲットにして、予防の網を掛けていくには、公的保険外の予防・健康管理サービスの活用を通じて、①生活習慣病・老化に伴う疾患などに関しては、「重症化した後の治療」から「予防や早期診断・早期治療」、三次予防から二次・一次予防へと医療・健康体制の変革が求められている。また、②地域包括ケアシステムと連携した事業(介護予防・生活支援等)に取り組むことが必要である。

具体的な対策法として挙げられているのは、「次世代ヘルスケア産業の創出」であり、①地域の多様な健康ニーズの充足、②農業・観光等の地域産業やスポーツ関連産業などとの連携による新産業の創出、③産業創出に向けた基盤の整備を実施することによる「経済活性化」などである。つまり、地域産業やスポーツ関連産業などとの連携や地域医療や介護体制への貢献公的な保険外ではあるが、「運動、栄養、保健サービス」などを包括した「新産業創出」である。

本書で取り上げる「健康寿命延長」に関する研究成果は、一般社団法人全国体育スポーツ系大学協議会における「健康寿命延長に関する研究会」を構成する研究委員が中心となり、

それぞれの専門性を活かした研究知見を集積してまとめられたものであり、「体育指導者」となるべく学修する学生に向けて綴られた学生の「指導書」として、これから指導者となる学生の「教材」として広く活かされることが希まれるところである。

（久保山和彦・丸澤遼子）

健康寿命延長に関する研究委員会

委員長	田中　秀治（国士舘大学）
副委員長	久保山 和彦（日本体育大学）
委　員	助友　裕子（日本女子体育大学）
委　員	三本木　温（山梨学院大学）
委　員	樋口　敏幸（日本薬科大学）
委　員	森　実由樹（国際武道大学）
書　記	丸澤　遼子（日本体育大学大学保健医療学研究科）

一般社団法人全国体育スポーツ系大学協議会の
取り組みの概略

　当法人は、会員相互の連携協力により、体育学および関係分野を専門とする大学、短期大学、学部、学科、コース等の教育、研究ならびに経営等に関する調査および研究を行い、もって、わが国の体育、スポーツ等の充実・発展に寄与することを目的にしている。

　当法人の調査および情報収集に関する事業において、健康寿命延長に関する研究委員会を設置し、加盟大学の取り組みを調査しました。

一般社団法人　全国体育スポーツ系大学協議会　加盟大学 52 校

1 仙台大学	19 大東文化大学	37 九州保健福祉大学
2 東京女子体育大学	20 九州共立大学	38 帝京平成大学
3 日本女子体育大学	21 流通経済大学	39 愛知みずほ大学
4 日本体育大学	22 環太平洋大学	39 朝日大学
5 大阪体育大学	23 東洋大学	40 日本福祉大学
6 国士舘大学	24 桐蔭横浜大学	41 京都産業大学
7 順天堂大学	25 金沢星稜大学	42 関西大学
8 北翔大学	26 名桜大学	43 日本大学
9 東海大学	27 法政大学	44 平成国際大学
10 至学館大学	28 立命館大学	45 桜美林大学
11 筑波大学	29 日本ウェルネススポーツ大学	46 大阪経済大学
12 福岡大学	30 東海学園大学	47 日本薬科大学
13 中京大学	31 芦屋大学	48 静岡産業大学
14 天理大学	32 名古屋学院大学	49 作新学院大学
15 鹿屋体育大学	33 大阪産業大学	50 育英大学
16 国際武道大学	34 山梨学院大学	52 駿河台大学
17 早稲田大学	35 福井工業大学	
18 びわこ成蹊スポーツ大学	36 同志社大学	

ホームページURL.
http://search.yahoo.co.jp/r/_ylt=A2RA0mDsm0Rf2z0AOESDTwx./SIG=11u4q2a87/EX-P=1598432684/**https%3A//www.jpsu.jp/about/member-list.html

加盟大学の取り組み

大学名	実施名(4項目まで掲載)
1.仙台大学	生活習慣予防運動教室/一次介護予防「元気はつらつお達者day」事業/転倒骨折予防サークル支援及び介護予防サポーター育成事業/運動スポーツ習慣化促進事業
2.東京女子体育大学	大学キャンパス内全面禁煙/保健指導に沿った体育教師育成のための講義/カウンセリング（学生を対象）/一般公開講座
3.日本女子体育大学	地域交流講座/介護予防体験会/一般公開講演/一般ワークショップ
4.日本体育大学	地域スポーツ指導交流/一般公開講座公開講座/介護施設実習/病院等臨床実習
5.大阪体育大学	健康増進や体力作りを狙いとした「若返り講座」実施
6.国士舘大学	高齢者健康指導講座/ＴＡＭＡフレイル予防プロジェクト/ラジオ体操教室実施/心肺蘇生法・防災関連講習会実施
7.順天堂大学	社会連携推進事業(ロコモ対策公開講座/体力向上事業健康教室)/産官学連携協定/文部科学省(JSTセンター・オブ・イノベーションプログラム)
8.北翔大学	公開講座(ニュースポーツ体験)/北海道内四者連携(体力測定会/健康講演会/運動教室等実施)
9.東海大学	健康学部新設/健康プロジェクト(学内・一般)
10.至学館大学	自治体と連携/世代間交流活動支援/高齢者疾病予防/食と健康公開講座
11.筑波大学	コミュニティヘルス＆フィットネスコーディネーター養成講座
12.福岡大学	福奏プロジェクト（子供といる生活の研究/学校適応・活力ある人間形成の研究/社会活動支援・活力ある高齢者の研究）/学的エビデンス構築
13.中京大学	一般健康教室の実施(高年齢者体力増強教室/子どものための体力づくり教室/各種スポーツ教室/オリンピアンによるかけっこ教室)
14.天理大学	文部科学省私立大学研究ブランディング事業/スポーツ・健康づくり研究拠点の形成事業
15.鹿屋体育大学	貯筋運動プロジェクト/PALS (Promotion of Active Life Style) プロジェクト/自治体連携/学内禁煙教育・卒煙支援
16.国際武道大学	健康ハツラツフィットネス教室/健康体力づくり事業/健康・体力チェック/大人の体力測定
17.早稲田大学	健康スポーツコース・健康スポーツマネジメントコース設置/健康増進活動の実践技能向上教育
18.びわこ成蹊スポーツ大学	構内全面禁煙/びわスポいきいきプロジェクト実施/一般公開講座/施設一般開放
19.大東文化大学	市民健康づくりとスポーツクリニック/AAA体力測定＆トレーニング教室/毎日1万歩運動
20.九州共立大学	公開講座「スポーツ健康吹き矢」実施(40名定員)
21.流通経済大学	健幸ウォーキング講座/血管ハツラツ講座/脳トレで運動不足解消講座/教員による研究(動脈硬化を低下させる食事改善)
22.環太平洋大学	教員による研究/学内徒歩で移動活動
23.東洋大学	中高齢者運動教室([Keep Active」レジスタンストレーニング/エアロビックダンス/太極拳/健康体操)
24.桐蔭横浜大学	生涯学習講座（転ばぬ先の体操教室/春・秋ウォーキング開催/体力測定会/青葉６大学連携講座）
25.金沢星稜大学	教員による研究
26.名桜大学	教員による研究

大学名	実施名(4項目まで掲載)
27.法政大学	健康運動指導士/健康運動実践指導者養成
28.立命館大学	ヘルシーキャンパス京都ネットワーク（HCKN）結成
29.日本ウェルネススポーツ大学	「ウェルネス筋トレ会」過疎地域における高齢者の筋力トレーニング/定期的な運動が高齢者の心身に及ぼす影響公開講座「ヘルシー若返り」
30.東海学園大学	「健康學ノススメ」(公開講座)/「健康運動倶楽部」開催/総合型地域スポーツクラブ「三好ともいきスポーツクラブ」と連携
31.芦屋大学	教員による研究
32.名古屋学院大学	健康レクリエーション実習/シニア世代のスポーツ健康カレッジ（瀬戸市連携事業）
33.大阪産業大学	教員による研究
34.山梨学院大学	健康ポイント事業
35.福井工業大学	自治体連携高齢者体力測定事業/障がい者のスポーツ活動支援/健康講座の講師派遣
36.同志社大学	学術研究/公開講座「明日の医療・診断を担う先端技術イノベーション」(2017)/「超音波技術による医療、計測、光学分野への応用」(2018)など
37.九州保健福祉大学	市民参加型講習会/QOL研究機構（社会福祉学研究所/保健科学研究所/薬学研究所）
38.帝京平成大学	地域連携生涯学習大学/介護予防実践ゼミ(学内)
39.愛知みずほ大学	なごや健康カレッジ(健康へのいざない～運動/栄養/心理面からのアプローチ)講演
40.日本福祉大学	地域連携スポーツクラブ設立/公開講座(300回以上)
41.京都産業大学	健康増進セミナー開催/養成講座の開催/インターバル速歩事業周知リーフレット作成/
42.関西大学	各種連携事業(堺コッカラ体操の普及事業/みんなで踊ろう/なぞかけとユーモアをいかした地域の健康増進プロジェクト/おふろの健康効果等研究及びＰＲ事業)
43.日本大学	公開講座(ストレッチ教室を開講/自由参加型体力測定/身体組成計測/親子体操教室)
44.平成国際大学	学内健康診断・相談/教育活動
45.桜美林大学	学内教育(老年学/健康寿命延長)
46.大阪経済大学	ＵＲ都市再生機構/教員による研究・一般啓蒙活動
47.日本薬科大学	薬学分野研究活動・啓蒙活動/地域連携
48.静岡産業大学	教員による研究
49.作新学院大学	教員による研究
50.育英大学	学術研究(群馬大学・パース大学共同)/「糖尿病の理解」(公開講座)/教職員の健康管理/健康運動指導士養成
51.朝日大学	教員による研究
52.駿河台大学	教員による研究

以上

（健康寿命延長に関する研究会 副委員長　久保山和彦

編集協力者　丸澤遼子　2020 年 4 月調べ）

目　次

健康寿命にかかわる取り組みを行う際の新型コロナウイルスなどの感染症を伝播させないための注意点について

健康寿命延長に関する研究委員会

委員長　田中　秀治

はじめに

　人は加齢により体力低下や全身の機能低下をきたす。それだけでなく、加齢は栄養不良・免疫力低下・精神的変化を引き起こし、さまざまな病気の原因となる。とくにインフルエンザや新型コロナ感染などから、肺炎などの呼吸器感染に進行することが少なくなく、高齢者では命とりとなることがある。

　本章では、高齢者のかかりやすい冬の呼吸器感染症の特徴を知り、接触する際の注意点を列挙する。

・感染症とは？

　感染症とは、ウイルス、細菌、真菌、寄生虫などの病原体が身体に侵入してくることで何らかの症状が出る病気のことをいう。病原体が身体に侵入してきても、必ず感染症が発症するわけではなく、発病するかどうかは、個人の防御と病原体の感染力の強さと、身体の免疫など抵抗力の強さのバランスで決定する。

　感染症の原因となる病原体の約80-90％はウイルスである。残り約10-20％は細菌（肺炎球菌）で、そのほか、ウイルスと細菌の間の大きさのマイコプラズマやクラミジア（カビ）などもあり、原因病原体は多岐にわたる。日本でも気温が低下する11月下旬からは、冬のウイルスが活動しやすい環境となる。風邪の原因となるウイルスは、低温で湿度が低くなると、環境内での生存期間が長くなるからである。また、空気が乾燥し、ウイルスを含んだ飛沫やエアロゾル（浮遊する微粒子）の水分が失われて、小さくて軽い粒子となり空中に浮遊しやすくなることもその原因の一つである。また同時に、私たちの身体の方も、乾燥状態では上気道（鼻やのど）の炎症が起こりやすくなり、低温では咽頭の免疫力が低下する。その状況で、活発に活動しているウイルスに感染することによって、冬には風邪が発症しやすい環境が整う。

　図1に示すように、風邪の原因となるウイルスのうち、最も代表的なもの

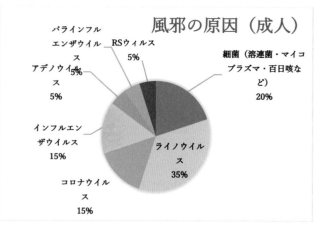

図1

は、ライノウイルスが全体の30-40％を占める、また症状は冬場に鼻風邪などで発症するのが特徴である。

　つぎに季節性コロナウイルスが15％程度を占め、鼻やのどの炎症、咳、発熱を示す。よく知られているインフルエンザウイルは15％程度で、高熱と咳、咽頭の炎症を示す。またパラインフルエンザウイルス（5％）やRSウイルス（5％）でも同様に咳、発熱などを示す。これらのウイルス感染症は若者では発熱や咳なおの症状だけで済むものの、高齢者でこれらのウイルス感染をおこすと、上気道から肺にウイルスが侵入し肺での局所免疫を低下させ肺炎や重症では呼吸不全に至る。

ウイルスの伝染形態とその防御

　ウイルスや細菌が侵入する経路は、血液・消化管・そして呼吸器があるが、なかでも呼吸器からの感染が多い。それはウイルスが伝搬する感染経路として「飛沫感染」と「空気感染」が起こりやすいからである。「飛沫感染」は、感染者がくしゃみや咳などをする時に、ツバなどの飛沫とともにウイルスが飛び散り、別の人が口や鼻から吸い込み感染する。さらに「空気感染」は空気中にフワフワと浮いているウイルスを吸い込んで感染することである。麻疹ウイルスなどは小さいため、空気中に浮くことができ、ノロウイルスもトイレの排泄物などが巻き上がりそれに含まれるウイルスによって感染する。一方「接触感染」は、ウイルスの付着した部分に触れることで手にウイルスが付着し、その手で顔（口や鼻や眼の粘膜）に触ることで体内にウイルスが入り込んで感染する。夏場の感染で有名な咽頭結膜熱、プール熱などはアデノウイルスの接触感染でおこる。コップやタオルなどの共用の他、トイレや部屋のドアノブ、照明のスイッチ、エレベーターのスイッチ、電車やバスのつり革など、あらゆるところに危険が潜んでおり、感染源となる。また、ウイルスに汚染された血液などの体液に触れても起こる。

　「経口感染」は食事、とくに加熱していない生の肉や貝類などから感染するもので、肝炎ウイルスなどがある。　このように、ウイルスはさまざまな方法で人に侵入する。しかしウイルスに対抗し感染を防ぐ手段もあります。ウイルスはそもそも生物ではないので、概念的に「死滅させる」ことはできませんが、石鹸や消毒液で破壊することができる。石鹸の泡や70％以上のアルコールは、ウイルスを覆っている膜を破壊することができます。また、25℃以上の流水で30秒以上かけて洗うと、ウイルスのタンパク分子は分解して破壊される。各感染方法と特徴を図2に示すので、それぞれの感染方法の特性を理解した上で感染防御をはかることが望ましい。

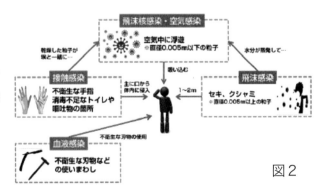

図2

新型コロナウィルス感染とは

　新型コロナウイルスは2019年12月に中国武漢より発生した新型のウイルスであり瞬く間に世界中にパンデミックを起こしている。その症状は軽症・中等症・重要と多彩である。
軽症：新型コロナウイルス感染症のうち80%は中等症か軽症　微熱・倦怠感など自宅待機・隔離で症状は数日～1週間程度で軽快する

　中等症：8～15日目ぐらいから咳の悪化、咽頭痛、頭痛、熱が37.5度以上になる。全身の強い倦怠感、呼吸が苦しい、息切れなど　（1～2週の病院・隔離施設治療が必要）
重症：15%程度　発症10日ごろから高度の発熱（38.5度以上）、呼吸が促迫、息苦しさ、意識がもうろうとなるなどの症状（入院が必要で呼吸器感染症治療を行う）
重篤：5%程度だが集中治療室で人工呼吸やECMOなどの治療が必要となる状態で感染後1週間ぐらいから急激に症状が悪化するといわれている。とくに重症化と関連するのが、高齢者と基礎疾患である。年齢が60歳以上は30台に比べて25倍重症化するといわれ、それ以外には**慢性閉塞性肺疾患（COPD）、慢性腎臓病、糖尿病、高血圧、心 血管疾患、肥満などの既往がある人は感染後の重症化のリスクが高くなるので要注意である（図3）。**

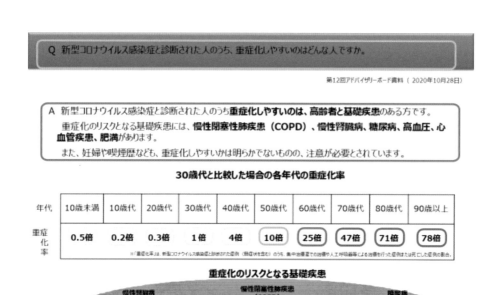

図3

　新型コロナ感染時のウイルスの排出量は感染して5日-12日ぐらいといわれ、実際には症状が無い状態で人に感染するのである。インフルエンザでは発熱があって感染力が最大となるのに対して新型コロナは発症する2日前からウイルスの排出があることが重要である。従って感染者自身発症の自覚がなく、症状がなく、人に接触し感染をうつす可能性が高いのである。

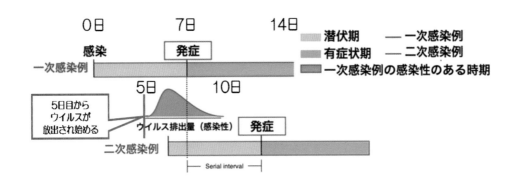

そして発症するとインフルエンザによく似た感冒症（鼻水、咳、咽頭痛、熱、筋肉痛や全身倦怠感）や、味覚障害・嗅覚障害、そして下痢・嘔吐などの消化器症状を呈する。強い症状がある場合はもちろんのこと、軽症だからといって、食事や人混みの中に出てしまうと、あっという間にクラスター感染の原因となり、高齢者にうつすので注意する。

　たとえ新型コロナ感染が疑われても、軽症の場合ならば慌てて医療機関に駆け込む必要はない。医療施設も新型コロナ感染の方を診察するには、感染防御処置のために2倍3倍の手間と時間がかかるので、1つの病院に集中すると医療崩壊となる可能性があるからである。これまでは保健所や地域のコロナ検査センターが検査の中心であったが、2020年9月以降、自宅でも、かかりつけのクリニックや診療所でもPCR検査ができるようになっており、迅速な診断が可能となってきた。

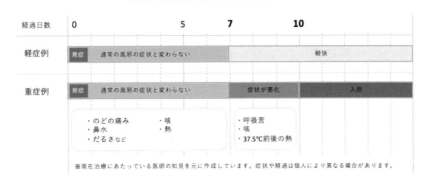

新型コロナウイルス感染症の主な経過

2．新型コロナウイルス感染症対策の考え方について

　新型コロナウイルスの特効薬はまだ見つかっていない、そのため感染対策はただ一つ、感染にかからないことである。従って、3密を防ぎ大学内外での活動では、「3つの密」を避ける、「人との間隔が十分とれない場合のマスクの着用」及び「手洗いなどの手指衛生」など基本的な感染対策を継続する「新しい生活様式」を導入するとともに、地域の感染状況を踏まえ、活動内容を工夫しながら可能な限り、授業や部活動、各種行事等の教育活動を継続していくことが重要である。地域の感染レベルをよく注意し高齢者への活動も実施していくことが大事である。

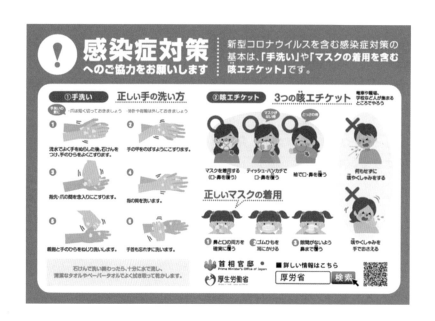

① 基本的な感染症対策の実施

　新型コロナウイルス感染症蔓延期では、高齢者の施術やストレッチを行う際には以下の対応を必ず守ることが重要である。

　換気の悪い密閉空間、・多数が集まる密集場所、間近で会話や発声をする密接場面という３つの条件（３つの密（密閉、密集、密接））が重なる場で、集団感染のリスクが高まるとされてしられているので、いかなる場合でも、確実な感染防御を図る。

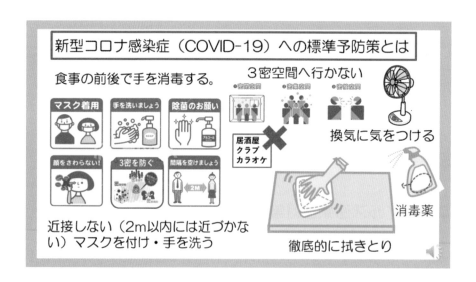

「３密」の回避方法

（１）「密閉」の回避（換気の徹底）

手洗いなどの基本的な感染症対策を徹底し、寒い環境においても、可能な限り常時換気に努めるようお願いします。（必ずしも窓を広く開ける必要はない。常時換気が難しい場合は、こまめに換気する）

冷気が入りこむため窓を開けづらい時期である、空気が乾燥し、飛沫が飛びやすくなることや、季節性インフルエンザが流行する時期でもあるので、徹底して換気に取り組むこと。気候上可能な限り、常時換気に努めてください（難しい場合には30分に1回以上窓を全開にする）。

（2）「密集」の回避（身体的距離の確保）

　何か処置をする場合でも2m以内に近接しない。ソーシャルディスタンスを維持するなどの対策を行う。接触せざるを得ないときには、密閉・密接の対応を必ず守り、密集を最低の時間に制限する。

（3）「密接」の場面への対応

密接となる場面はできるだけ避ける。さらに、マスクを着用するなどの対応を確実に行う。特に手洗いは重要である。
①マスクの着用について
近接する場合においては、必ずマスクないしフェイスシールドの着用を行う。ただし、十分な身体的距離がとれない状況で、十分な呼吸ができなくなるリスクや熱中症になるリスクがある場合には、マスク外すことも考慮する。

（4）確実な消毒と手洗いの実施

　物の表面の消毒には、消毒用エタノール、家庭用洗剤（新型コロ　ナウイルスに対する有効性が認められた界面活性剤を含むもの）0.05％の次亜塩素酸ナトリウム消毒液、一定の条件を満たした次 亜塩素酸水を使用します。

健康寿命延長に関する理解のために

社会活動実践の立場から〜ソーシャル・キャピタルの醸成を目指して〜

日本女子体育大学体育学部健康スポーツ学科

助友　裕子

1. はじめに：健康の社会的決定要因

　健康寿命延長に影響を与える要因は様々である。WHO[1] は、健康の決定要因の多くは、健康諸科学のコントロールのきく外部にあること、それゆえ健康の不平等の解決策は、健康部門を超えたところにあることを強調し、**健康の社会的決定要因（social determinants of health）** に関するレポートを発表している。健康の社会的決定要因には、個人の生活様式を超えた社会地域ネットワーク、農業や食糧生産、教育、労働環境、生活と仕事の状況、失業、水や衛生、保健医療、住宅、さらには、社会・経済・文化・環境といった広範にわたるものが含まれる。国内でも、そのような観点から全国の高齢者を対象とした大規模コホート研究が構築され、身体活動促進要因解明に資する科学的根拠も蓄積されている。

　日本人の身体活動の状況をモニターしたものとして代表的なのは、国民健康・栄養調査である。例えば、平成 30 年の調査では、20 歳以上で運動習慣があると答えた者は、男性で 31.8%、女性で 25.5% である。年齢階級別にみると、20 〜 64 歳では男性 21.6%、女性 16.6%、65 歳以上では男性 42.9%、女性 36.5% である。これらは、健康日本２１（第二次）が目標としている 20 〜 64 歳（男性 36%、女性 33%）と 65 歳以上（男性 58%、女性 48%）の値に程遠い。

　このような日本の健康課題を解決するアプローチのひとつとして期待されるのが、健康の社会的決定要因への働きかけである。近年では、運動環境の整備として、地下鉄ホーム・改札口から地上へむかうエスカレーターの脇にピアノ音の出る階段が設置されたり、ポケモン Go など仮想空間を介した IoT（Internet of Things）製品が普及したりするなど、人々の好奇心に働きかけることで日常の身体活動量を向上させる取り組みが見られるようになった。

　一方、コロナ禍においては、社会地域ネットワーク再成を多くの人々が望んでいる。これが、健康の社会的決定要因のひとつであることは自明である。そこで本稿では、ソーシャル・キャピタルに着目し、その定義を解説し、身体活動促進のためのコミュニティ介入に有用なモデルを紹介する。

2. コミュニティとソーシャル・キャピタル

ソーシャル・キャピタル（social capital） とは、人々の協調行動を活発にすることによって、社会の効率性を高めることのできる信頼、規範、ネットワークといった社会組織の特徴と定義される [2]。経済学者である Putnam は、膨大な文献をレビューし、ソーシャル・キャピタルが健康をふくむあらゆる分野に多大な貢献を果たしていることを明らかにした [2]。内閣府が2002年に発表した「ソーシャル・キャピタル：豊かな人間関係と市民活動の好循環を求めて」では、日本のソーシャル・キャピタルを、つきあい・交流（ネットワーク）、信頼（社会的信頼）、社会参加（互酬性の規範）で測ろうとしている。健康日本21（第二次）でも、ソーシャル・キャピタルの概念を援用して、地域のつながりの強化をその目的の一つに掲げた健康づくりの推進が強化されている。

社会とのつながりがあることと身体活動量が多いことは、集団レベル・個人レベルに関わらず、多くの研究でその関連性が示されている。例えば、高齢者の運動習慣と機能障害リスクの関連を検討した研究では、グループで運動していると回答した高齢者と比べて一人で運動していると回答した者のハザード比は、2.64倍であったとの報告もある [3]。つまり、超高齢社会、人生100年時代において、人々同士のつながりを強化するとともにソーシャル・キャピタルを醸成する活動を支援することは、身体活動の促進に寄与する。このことから、人々の身体活動を促進するためには、（1）コミュニティ単位で介入すること、ひいては（2）個人をコミュニティに巻き込むこと、の2点が肝要である。

（1）コミュニティ単位で介入すること

コミュニティの概念は今や仮想空間をはじめ多岐にわたる。このうち、日本のヘルスプロモーション活動として古くから行われているコミュニティ活動は、**地域組織活動**である。地域組織活動にはさまざまなタイプがある。大別すると、自治会やPTA等の地縁組織、スポーツ推進員や健康づくり推進委員等の行政事業協力型ボランティア組織、老人会や子育てサークル等のライフ・ステージ組織、健康課題をもつ当事者の会等のセルフ・ヘルプ組織があ

る。これらの地域組織を活性化させ身体活動に関わる活動を強化するためには、専門家が各コミュニティのキーパーソンを見極め、住民自身の力量形成が発揮されるよう、戦略的な介入を行う（→3．で解説する）。さらに、数か所でその活動が定着すれば、それらをモデルとして当該コミュニティの連合体に働きかけることも可能となる。

（2）個人をコミュニティに巻き込むこと

どのようなコミュニティにも属さない人々がいる。特に、他地域から移住してきた住民から形成される新興住宅地、自治会組織の無い地域等がこれに該当する。そのような場合は、大学側が健康教育講座のような学びの機会を提供し、そこに集った受講者同士のコミュニティ立ち上げを支援することも有用である。行政が実施する健康教育講座では、この種の方法論がよくとられる。また、車社会であり人種単位でコミュニティを形成する米国では、大学等研究機関がコミュニティの健康課題解決に向けて、地域住民向け各種プログラムを提供するとともに、そこでの参加者の中から研究協力者を募り地域の雇用ひいては研究活動の促進に巻き込むといった事例も散見され、参考になる。

　（1）（2）いずれについても、各大学の立地特性に応じて適切な方法を選択するとよい。

3. コミュニティ介入に有用なモデル

　様々な理論を知っておくことは、そのコミュニティの健康状態や身体活動の状況を把握したり、介入デザインを設計したりするときの参考になる。特に、近年のヘルスプロモーションプログラムの介入では、対象集団を設定し、その特性に応じた戦略的なプログラムが散見される。中でも、対象集団の現状把握から介入計画が開始されるという点では、（1）**PRECEDE- PROCEED モデル**や（2）**ソーシャル・マーケティング**が有用である。両者ともに、複数の行動変容理論を組み合わせたものである。その枠組みを用いて、介入と評価の両方を実施することができる。

（1）PRECEDE- PROCEED モデル

PRECEDE- PROCEED モデルは、健康教育とヘルスプロモーションのプログラムを設計するために、開発されたモデルである [4]。PRECEDE は、Predisposing, Reinforcing, and Enabling Constructs in Educational Diagnosis and Evaluation、PROCEED は、Policy, Regulatory, and Organizational Constructs in Educational and Environmental Development の頭文字をとったものである。

　図1に示すように、PRECEDE-PROCEED モデルには、8つの段階がある。第1段階（社会アセスメント）では、対象集団が自分自身のニーズや QOL をどう考えているのかを知る。第2段階 a（疫学アセスメント）では、健康上のどのような側面を目的とするのかを具体的

に特定する。第２段階 b（行動・環境アセスメント）では、健康問題の原因となっている行動要因と環境要因を特定する。重要性と変わりやすさによって要因をしぼり、身体活動をはじめとする行動目的あるいは環境目的を作成する。第３段階（教育 / エコロジカル・アセスメント）では、行動・環境目的を達成させるために、具体的に変えていかなくてはならない要因を特定する。要因は準備要因、強化要因、実現要因の３つのカテゴリーにわける。第４段階（運営・政策アセスメント）では、プログラムに必要な予算や人材などの資源とプログラム実施の際に障壁となる要因などを明らかにする。現行の政策、法規制、組織内での促進要因や障害要因なども明らかにする。第５〜８段階（実施と評価）では、プログラムの実施段階で、さまざまな介入策を組み合わせていく。これらの評価の視点は、第１段階の時点からもっておくとよい。第４段階までに適切な指標を作ることによって、後の評価がスムーズになる。

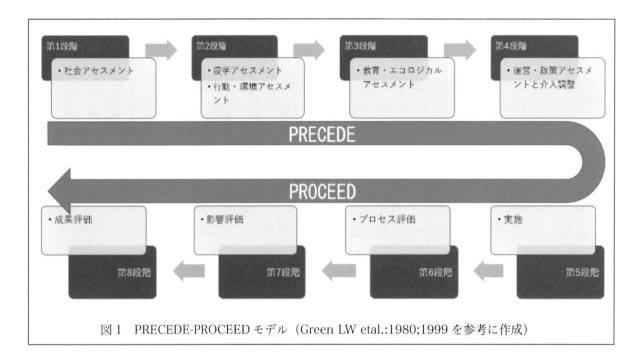

図 1　PRECEDE-PROCEED モデル（Green LW etal.:1980;1999 を参考に作成）

（2）ソーシャル・マーケティング

　ソーシャル・マーケティングは、健康のための行動変容を目的とする [5]。健康教育では、人々の知識を高めることによって行動変容を促そうとする。これに対し、ソーシャル・マーケティングでは、インセンティブによって行動を起こすような情報を与える。まず、ターゲットとなる集団を同定し（targeting）、その中で異なるタイプの小集団を同定する（segmentation）。次いで、小集団に共通する特徴やニーズを明らかにし（marketing segmentation）、具体的な介入策をとるようにする。
　図 2 に示されたように、効果測定を行いながら戦略的にメッセージを普及させることで、介入効果が高まる。計画立案と戦略の開発、コンセプト・メッセージ・資料の作成と事前テスト、プログラムの実行、効果の評価と改善の実施の各段階で、測定と計画を繰り返す。

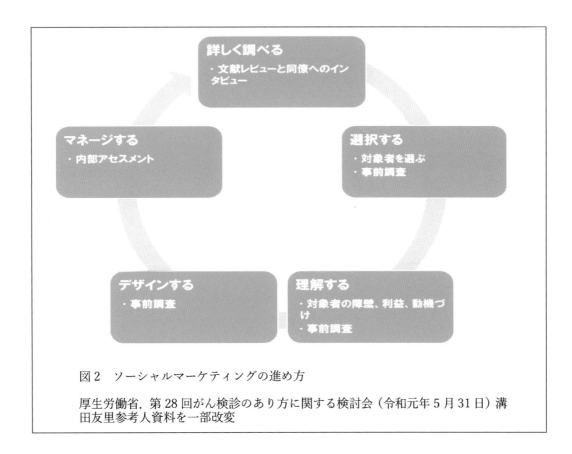

図2　ソーシャルマーケティングの進め方

厚生労働省．第28回がん検診のあり方に関する検討会（令和元年5月31日）溝田友里参考人資料を一部改変

4. おわりに：地域社会とのパートナーシップ構築をめざして

　本稿では、健康の社会的決定要因の中から、ソーシャル・キャピタルを取り上げるとともに、コミュニティ介入に有用なモデルを紹介した。健康寿命延長に資する科学的根拠が社会に発信されるとき、そのイノベーションをいかに普及するかは重要な課題である。この課題に着目した方法論が様々開発されている。持続可能な健康をめざして理論と実践で多角的に社会を支えるのが、体育系大学の使命であろう。

参考文献

[1] World Health Organization. Closing the gap in a generation: health equity through action on the social determinants of health: final report of the Commission on Social Determinants of Health, 2008.

[2] Putnam, R.D. Bowling alone: The collapse and revival of American community. New York: Simon & Schuster, 2000.（柴田康文訳．孤独なボウリングー米国コミュニティの崩壊と再生．東京：柏書房，2006．）

[3] Kanamori S, Kai Y, Kondo K, Hirai H, Ichida Y, Suzuki K, Kawachi I. Participation in Sports Organizations and the Prevention of Functional Disability in Older Japanese: The AGES Cohort Study. Plos One 2012; 7(11): e51061.

[4] Green, L.W., Kreuter, M.W. Health promotion planning: An educational and ecological approach (3rd edition). McGraw-Hill, 1999.（神馬征峰．実践ヘルスプロモーションー PRE-CEDE-PROCEED モデルによる企画と評価．医学書院，p.11 2005．）

[5] 日本健康教育学会編．健康行動理論による研究と実践．医学書院（2019）．

健康寿命延長に関する理解のために

高齢者がかかりやすい病気と早期発見

国士舘大学 大学院救急システム研究科

田中　秀治

はじめに

　人は加齢により体力低下や全身の機能低下をきたす。それだけでなく、加齢は栄養不良・免疫力低下・精神的変化を引き起こし、さまざまな病気の原因となる。

　高齢者健康寿命にかかわるケアを行うものは、これらの老人の体の変化を理解すること、高齢者の命にかかわる病気を知っておきいざというときに理解することまた、高齢者のかかりやすい病気やケガを知ること。また高齢者の特徴を知りが健康な体を維持できるように病態を理解し対応することが重要である。

【学習ポイント】

◆ 老化と高齢者の生理的・解剖学的変化を知る。

◆ 高齢者の命にかかわる病気を理解する。

◆ 高齢者のかかりやすい病気やケガを知る。

◆ 高齢者の特徴と対応を知る。

1．老化と体の変化

　ヒトは20歳を超えると1日あたり約10万個の神経細胞が死滅しはじめるといわれている。脳神経細胞減少は認知機能低下にいたり、また視力低下、聴力低下などの感覚器の機能低下から周囲の状況の変化に気づきにくくなる。また食欲減退から筋力が低下し、体内含有水分量が減少し皮膚乾燥、骨代謝低下から骨がもろくなる。このような全身の身体能力・適応能力低下は熱中症の発生や精神症状にも関連する。概ね65歳を超えるあたりから、脳機能だけでなく生命維持の中枢である心肺機能が低下、腎機能低下、消化管機能低下などから、中枢臓器機能が老化し、ゆっくりと終焉の時を迎える準備が始まる。（表1）。

表1 高齢者加齢による生理学的・生化学的な変化

成分:体脂肪増加，体水分量減少,体重減少	⇒ 脱水が起こりやすい
神経系:脳萎縮、ドパミン合成低下	⇒ 認知機能低下　老人性うつ発
体温調節機能の低下	⇒ 熱中症が起こりやすい
感覚系:調節機能の低下，水晶体の混濁，高音域の難聴	⇒ 視力・聴力低下
呼吸系:咳嗽反射低下，肺弾力性の低下	⇒ 呼吸機能の低下・肺炎合併
循環系:動脈硬化，血圧上昇，カテコラミン反応性低下	⇒ 高血圧・心機能の低下
消化系:大腸運動性低下，直腸肛門機能の低下	⇒ 排便機能低下・便秘
泌尿・生殖系：腎機能低下,前立腺肥大，閉経	⇒ 夜間頻尿・骨粗鬆症
内分泌系：血糖調節機能の障害	⇒ 糖尿病の悪化・易感染性
免疫栄養系：細胞性免疫の低下・食欲減退	⇒ 免疫力低下・低栄養状態
筋・骨格系筋肉量の減少，骨密度の低下	⇒ 筋力低下・骨が折れやすい

　本稿では、とくに高齢者健康寿命にかかわるケアを行う上で大事と思われる高齢者の起こりやすい病気についてより詳細な説明を加える。

２．高齢者の命にかかわる病気とかかりやすい病気

１）高齢者の命にかかわる病気

　加齢は細菌やウイルスに対する免疫防御機能を低下させる。感冒をこじらして命を落とすことが多いのも高齢者の特徴である。ここでは日本における高齢者の死亡原因とかかりやすい病気を具体的に解説する。

■悪性心生物（がん）

　悪性新生物（いわゆる「ガン」）は、平成28年の国民衛生の動向では死因の第1位である。、がんは高齢者が罹患しやすい病気でもある。遺伝子異常原因で起こることが知られている。**男性では肺がん** (52,430) がもっとも多く**胃がん** (29,854) と**大腸がん** (27,026) がつづく、**女性では大腸がん** （23,073）と**肺がん** （21,048)が多い。（出典：厚生労働省平成28年人口動態の概要）

　一方、70歳代以上となると、男性では肺がんと前立腺がんの割合が増加する。女性では、40歳代では乳がん、子宮がん、卵巣がんの死亡が多いが、高齢になるほどその割合は減少し、逆に消化器系（胃、大腸、肝臓）と肺がんの割合が増加する。高齢者のがん細胞は若者に比べ進行が緩やかで身体症状が出にくく、末期になるまで気づきにくい特徴がある。

■心疾患

　心疾患とは心臓に起こる病気の総称で、平成28年の統計では高齢者の死因の第2位（208221人）を占めている。とくに、虚血性心疾患の増加は結果てきに心不全の増加につ

ながることが知られている。この現象は心不全パンデミックといわれ、今後のわが国の大きな問題点である。高齢者、とくに後期高齢者では、心臓だけでなく、他にもさまざまな疾患を抱えていることが多く、フレイル（虚弱）やサルコペニア（筋力低下）、認知症といった特有の問題がある。その意味でも心不全の早期発見・治療もひとつの社会問題となってきている。

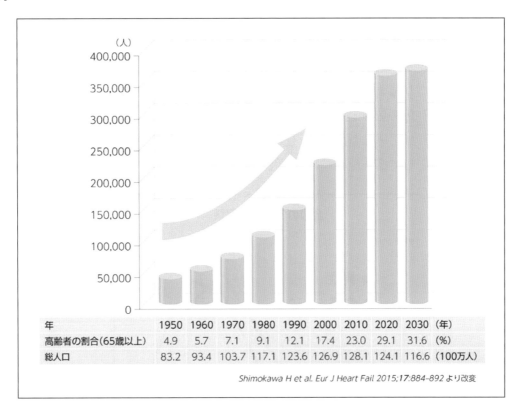

年	1950	1960	1970	1980	1990	2000	2010	2020	2030	(年)
高齢者の割合(65歳以上)	4.9	5.7	7.1	9.1	12.1	17.4	23.0	29.1	31.6	(%)
総人口	83.2	93.4	103.7	117.1	123.6	126.9	128.1	124.1	116.6	(100万人)

Shimokawa H et al. Eur J Heart Fail 2015;17:884-892 より改変

心疾患の原因のなかでも突然死の原因として多いのが「虚血性心疾患」である。

心臓の筋肉へ血液の流れ（冠動脈血流）が急激に悪くなり、心筋が酸素不足・栄養不足に陥り心筋の壊死からポンプ機能不全を起こす。心臓のポンプ機能低下は心不全といわれ心臓疾患の最終像である。心不全となると心臓から十分な血液を送りだす事ができず、血流がうっ滞し、全身の浮腫などの原因となる。特に多い心疾患は、**心不全と虚血性心疾患（心筋梗塞、狭心症）、心臓弁膜症**である。

狭心症：冠動脈が動脈硬化などによって狭くなり、そこに血管が攣縮し一時的に心筋への血流が不足した状態をいう。狭心症の発作が起こると、胸痛や息切れ、呼吸困難などが起こる。多くは血流がすぐに回復し、症状は1〜2分、長くても15分以内に収まる。

心筋梗塞：冠動脈に血栓が発生し、冠動脈が完全に詰まって心筋へ血液が行かなくなった状態をいう。症状は胸部の圧迫感や鋭い胸痛、左肩への放散痛、狭心症と同じ症状だが、胸痛は20分以上続き、短時間でおさまらない。血流が途絶えた心筋は壊死し、致死的不整脈の原因ともなり、また壊死範囲が広いと心機能が著しく低下し心不全に至る。狭心症も心筋梗塞も原因は、同じ冠動脈の動脈硬化で、動脈硬化によって狭くなった血管に血栓が形成され冠動脈が詰まるためである。

心臓弁膜症：心臓の部屋を分けている僧帽弁・大動脈弁などが開きづらい（狭窄）あるいは閉じづらい（閉鎖不全）などによって血液の逆流や狭窄を来たす病気、かつてはリウマチ熱などで多くみとめられた。現在は心筋梗塞や大動脈解離などに伴うものが多い。心臓の負荷がかかり、左室が肥大し心不全に陥る

■脳血管疾患

高齢者の死因の第4位である脳血管疾患は脳の血管が破裂・閉塞することなどにより、脳細胞の虚血が進行する。出血では血腫で圧迫され、脳圧が上昇し重篤な障害をきたす。障害された脳の部位により様々な後遺症を残す致死率の高い疾患である。かつては脳いっ血などと呼ばれ高齢者の死因の第1位であった。1980年代に入り塩分制限や脳血管疾患に対する治療法の進歩により死亡率は激減した。しかし現在でも60-80代での発症が最も多く（図2）、後遺症を残す病気として第一位に挙げられている。

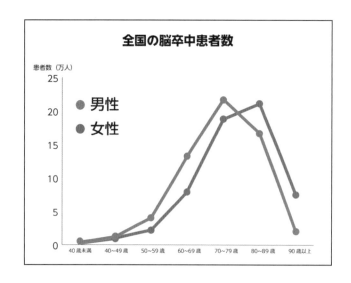

■肺炎

肺炎は国民死亡原因の第5位を占める病気で、国民高齢化とともに増加の傾向である。、とくに肺炎球菌による市中肺炎と高齢者の誤嚥性肺炎増加が問題となっている。平成28年では肺炎による死亡（年代別）は65-69歳で3,696人、70-74歳で6,032人、75-79歳で11,681人、80-84歳で22,311人、85 89歳で31,171人と年齢が高まるに従い死亡が多くなる。

高齢者が肺炎を起こす原因としては以下の5点があげられる。

1．加齢による嚥下・咀嚼機能の低下が起き、食べたものを誤嚥しやすくなる。

2．免疫力が低下しウイルスや細菌（肺炎球菌）の侵入が起こりやすい

3．喫煙はニコチンによる肺組織のダメージが生じ、肺炎を発症しやすくなる。

4．口腔内の不衛生（歯周病の放置）等で肺に菌が到達しやすい。

5．特に脳血管障害の後遺症で嚥下機能障害を起こしやすい

高齢者の免疫機能は年ごとに衰えていくため、65歳以上では肺炎球菌のワクチン接種が公的費用で補助されているほどである。高齢者で注意しなければならない点は、インフルエンザや新型コロナウイルス感染症、一般の感冒が長引いた場合に簡単に肺炎に進行する事である。

2）高齢者がかかりやすい病気やケガ

次に死亡には至らないものの、一旦起きると生活の質（ＱＯＬ）を落とす原因となりやすい病気やケガを解説する。

■高血圧（こうけつあつ）

持続して血管に強い圧力がかかり血圧が上昇している状態を高血圧症という。高血圧の基準は、医療機関で収縮期血圧が140mmHg以上、あるいは拡張期血圧が90mmHg以上を高血圧と診断される。高血圧の原因は加齢・生活習慣が関与しており、過剰な塩分、肥満、運動不足、ストレス、飲酒、喫煙が原因となる。血圧が高いだけでも高血圧緊急症などでは意識がもうろうとするが、高血圧の恐いところは、動脈硬化の危険因子であり、心臓や肺などに強い影響を与え心疾患・脳血管障害・腎障害に至るからである。

■糖尿病

膵臓から放出されるインスリン分泌不足・作用不足によって血糖値が高くなる病気である。

年間2200万人が、また日本人の60歳以上の15％以上が糖尿病にかかっているといわれ、いまや国民病となった。血糖値が高い状態が長く続くと、血管がもろくなって脳・心臓・などの血液が出血したり詰まったりする上に、手足のしびれなどの神経障害や、網膜剥離から失明する、腎機能が障害され透析治療をうける、ちょっとした感染でも重篤な感染症に至るなど多彩な病態を示す。また糖尿病は脳梗塞や心筋梗塞などを高頻度で合併し、突然死のリスクを高める。初期症状がほとんどないため、頻尿や喉の渇き、手足のしびれなどの自覚症状が出現するまで気付くことがなく、糖尿病と診断されたときはすでに眼や腎臓が相当障害をされているということが少なくない。新しい内服薬の登場により、インスリン治療を受けるまでの選択肢が広がり、治療成績は大きく向上した。しかし糖尿病にかかると完全に治癒することはむずかしく、肺炎や蜂窩織炎、新型コロナウイルス感染などのリスクファクターとしても生活に注意が必要な厄介な病気である。

■認知症

認知症はかつて痴呆症とも呼ばれていた疾患で、認知障害（短期記銘力障害）を主症状に身体機能に障害はないのにもかかわらず、日常生活に多大な支障をきたす疾患である。

物忘れがひどくなることから始まり、道に迷う、お金のトラブル、火の不始末、炊事など今まで日常で行っていたことが出来なくなることなどから始まり、重篤になると**近親家族の顔すらわからないなどの症状を呈する**。認知症には**脳血管性認知症**や**アルツハイマー型認知症、レビー小体型認知症**などの様々な病型がある。

身体機能に問題がないことが多く、発症が見過ごされやすい疾患であり、気がついた時には病気が進行していることが多い。

■慢性閉塞性呼吸器疾患（ＣＯＰＤ）

　慢性閉塞性呼吸器疾患は肺の構造がゆっくりと破壊され、階段や坂道で息切れを起こしたりすることで気が付き、次第に**息を吐きづらくなり、しまいに低酸素状態に至る。種々の呼吸器症状をきたす病態で喫煙者の15-20％でＣＯＰＤを合併しているともいわれ、タバコ服用との明確な因果関係が証明されている。**慢性呼吸器疾患には、慢性気管支炎や肺気腫などがあり、肺が風船のように膨らんだままとなる肺気腫や、空気がぬける気管支が狭窄し排気が抜けないのが慢性気管支炎である。肺で酸素交換をしづらくなり、低酸素血症となり、症状が進むと二酸化炭素の排出もできずに、家庭内での酸素療法（ＨＯＴ）を行うことも少なくない。この病気は死因の10位にもランクされ急激な呼吸困難を起こして容態が急変することもあり十分な注意が必要である。

■慢性腎不全

　腎機能がゆっくりと低下しついに不可逆的に低下した状態。原因になる疾患は糖尿病、高血圧、慢性糸球体腎炎などがある。腎臓へのダメージにより、ゆっくりと糸球体の数が減少し、最初は腎機能の軽度障害から始まるが、進行すると腎臓が全く機能しなくなり透析治療が必要になることも少なくない。

■排尿・排便障害

　加齢とともに排尿・排便に障害をきたすものである。排尿障害の多くは、男性は前立腺肥大により尿閉（膀胱に尿がたまっても出ない）を起こしやすく、女性では膀胱炎から頻尿をきたすことが多い。前立腺肥大では、風邪薬やアルコールなど完全尿閉をきたししばし救急対応が必要になる。また残尿が増え夜間の頻回に排尿（頻尿）から不眠（睡眠の質が低下）を招来する。

　宿便（便秘）もまた消化管機能が衰えることによっておこる排便障害である。年を取り歩行距離が少なくなると腸での食物の移動が遅くなり停滞しやすくなることで起こる現象である。

■骨折・転倒

　70歳代では、30歳と比べて筋肉量は30-40％減少するといわれ、転倒しやすくなる。骨がもろくなるのと相俟って骨折が増加する。この1987年から5年ごとの骨折の推移をみても骨折を起こしやすいのは椅子などに座った際の力で起こる腰椎圧迫骨折や、転倒して手をついた際の橈骨遠位端骨折、また転倒して腰を打った際の大腿骨頸部骨折などである。骨折を予防することは、生活の質を維持し健康寿命を向上するうえでも重要である。

　高齢者が骨折しやすいそのほかの理由として

1:　　　高齢になると視力が低下するだけでなく、
　　　　目の調節能力も衰え、明暗の変化に慣れるまで時間がかかる

2:　　白内障により物にぶつかりやすく、段差の認識力が弱まり転倒しやすい

3:　　平衡感覚が鈍くなるほか、歩行速度が落ち歩幅が狭くなり、
　　　　歩みのリズムが崩れやすく転倒につながりやすい

4:　　 筋力が低下しており体幹の維持が不安定となる

5:　　環境的要因としては、家の生活環境や設備状況などに適応できていない

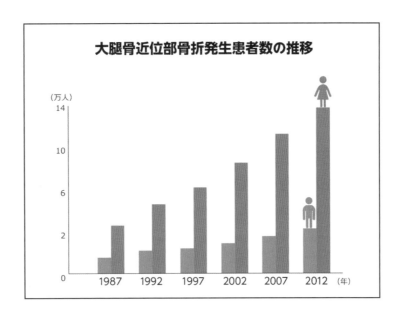

3．高齢者の特徴とその対応

　高齢者で見られやすい症状とその対策を以下にまとめる。高齢者健康寿命にかかわるケアを行うものは、加齢による体の変化を理解して、健康な体を維持できるよう対応することが重要である。

■神経機能・筋力の衰えとその対策
　神経細胞減少により神経機能、精神機能が衰える。認知機能・記憶力の低下、運動能力の低下はストレスに弱くなる。睡眠の質が悪いと、不眠による生活リズムの悪化があらわる。特に**一人暮らしが多くなる高齢者の場合**、会話の減少、精神的活動の機会低下、睡眠リズム障害を引き起こす。対策として**外へ出て人とできるだけ交流**することが重要である。**予防のため頭や体を使うことが重要である。全身運動**（プールやウォーキング）と**巧緻作業**（楽器、絵画、手芸、料理、パソコン、ゲームなど）を組み合わせて行うことも重要である。最近では**頭を使いながら体を動かす**有酸素運動（ウォーキング）を行いながら、脳に負担をかける計算（足し算やしりとり）を１日３０分、週３日以上の運動を１年継続した場合に認知症が予防に有効と報告されている。

■心血管系の動脈硬化と心肺機能の低下
　高齢者のなかでの病気として多いのが心臓・脳血管系疾患である。加齢によって、動脈硬

化やコレステロールが沈着した粥状硬化により、血管内腔が狭くなり、血流低下をきたす。心臓血管が閉塞すれば狭心症・心筋梗塞に、脳血管が閉塞すれば脳梗塞になる。これらの疾患はとくに緊急度が高い。

　動脈硬化を促進する病気を発症しやすくなる原因として**肥満やメタボリックシンドローム**などの生活習慣病がある。従って、**心・脳血管系の疾患はまずは動脈硬化を起こさない様な生活習慣病（糖尿病・高脂血症・高尿酸血症・高血圧）を改善することが重要**である。加齢はまた、生命中枢である心臓・肺の機能低下を引き起こす。不整脈が起き、心筋の老化により心拍出量の低下、肺が脆くなり弾力性低下、咳や痰が出せなくなり、これら呼吸機能の低下は肺炎や慢性呼吸器疾患の合併を引き起こす。

　これらの心肺機能低下を防ぐためには、40代からの生活習慣を整えること、簡単なエクササイズや有酸素運動、健康的な食生活、アルコール多飲やたばこ禁煙などの生活改善から始まる。動脈硬化を起こさないためにも、動物性脂肪を減らし、青み魚や緑黄色野菜をバランスよく取って血液の粘度を減らしていくことが重要である。さらにウォーキングなどの有酸素運動を毎日行うこと、体操やストレッチなどを繰りかえすことが効果的である。

■嚥下・咀嚼力の低下

　高齢者になると歯周病が進行し、ひどくなると歯牙欠損が起こり、咀嚼力が低下する。口で物を噛む力（咀嚼）」力低下がおきると、老人は何でも噛み切れないままで飲み込むようになる。平行して飲む力の低下（嚥下障害　えんげしょうがい）により、食べ物が食道ではなく気道に入る誤嚥性肺炎が急増している。また口腔内の慢性的に炎症が起きており、これらの菌が肺に誤嚥することなども問題である。歯科医に相談し歯周病の治療を行い再び噛む力を回復させるとともに、嚥下力に応じて形態の食事をとり、栄養を過不足なく口から摂取できるように管理栄養士などと相談することが望ましい。

■性ホルモン分泌の低下とその対策

　女性は40代後半から閉経期を迎え**女性ホルモン放出が減少**する。女性ホルモン減少は骨代謝の悪化により、骨がもろくなり（骨粗鬆症）、簡単な動作から腰椎圧迫骨折や大腿骨頸部骨折、転倒から手関節骨折などの原因になる。骨粗鬆症の対策として、日中外でウォーキングするなど、日光に浴びビタミンD代謝を改善するため、**カルシウム、ビタミン、ミネラルをしっかり摂取し、ジョギングや縄跳び**などの**骨に衝撃を与える運動**が効果的といわれている。男性も50代から徐々にホルモン産生が低下する。男性ホルモン低下は骨密度・筋肉量の低下、うつ病発生の原因にもなるといわれている。**男性ホルモンを活性化**させるには、同様に**ウォーキングなどの有酸素運動**が効果的である。

■高齢による衰弱

　衰弱は日本人の死因の第4位に挙げられ、字の通り体などが衰えて弱ることをいう。
　衰弱とは「筋力の衰え」、「歩行速度の低下」、「活動量の低下」、「疲労」、「体重の減少」の

5つのうち、3つ以上の症状が該当することと定義されている。

　衰弱の要因としては、慢性的な疾患に加え低栄養や、骨格筋（姿勢を保ち、体を動かす筋肉）の不使用（廃用性委縮）が原因となる。そのうちの「筋力の衰え」は腰痛や膝の痛みと関連している。また、「歩行速度」は運動機能の状態を知るうえでの良い指標であり、歩行速度低下は生活機能障害の発生や死亡率の上昇と関係している。「活動量」は高齢者の健康状態を直接反映する。「体重減少」は、なんらかの病気を発生している事、食欲低下などに起因して発生することを反映する。これらの衰弱の要因となる症状発生に気を付けつつ対応されたい。

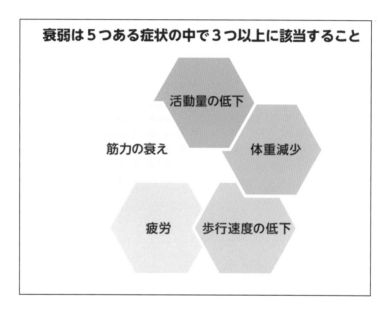

まとめ

　高齢者は年齢を経るに従い、色々な病気を併発し有病率（病気を持っている率）が高くなる。高齢者健康寿命にかかわるケアを行うものは、加齢による体の変化を理解して適切な対応方法・予防方法を知っておいていただきたい。

健康寿命延長に関する理解のために
薬学および栄養の立場から ～健康食品の活用上の注意点～

日本薬科大学　薬学部
樋口　敏幸、都築　稔

1．はじめに

　健康寿命を延伸させるには、心疾患や脳血管疾患の基礎疾患となる生活習慣病（肥満、糖尿病、脂質異常症、高血圧症、非アルコール性脂肪肝炎など）の予防・治療のほか、高齢者における骨粗しょう症、サルコペニアおよびフレイルを予防することが重要である。近年、国民の健康意識の向上により、サプリメントなどの健康食品を利用する人が増加している。高齢者がバランスの良い食生活と適度な運動をするとともに、上手に健康食品やサプリメントを利用することができれば、介護を必要としない健康寿命の延伸につながることが期待される。"健康食品"や"サプリメント"という言葉に法的定義はないが、一般に、健康食品とは「健康の保持増進に資する食品全般」、サプリメントとは「特定成分が濃縮された錠剤やカプセル形態の製品」と認識されている。しかしながら、消費者は健康食品やサプリメントを曖昧な認識で利用していることがあり、安全かつ効果的な利用となっていない場合がある。そこで問題となるのが、健康食品には科学的根拠が豊富な製品がある一方で、科学的根拠のほとんどない製品が様々な流通経路で販売されていることである。それゆえ、健康食品やサプリメントを安全かつ効果的に利用するためには、摂食・摂取することによって健康被害や経済的被害を受ける可能性があることを認識しておく必要がある。そこで本稿では、サプリメントなどの健康食品を正しく利用するために、食品の表示制度と健康食品の分類および健康食品を利用する上での注意点について解説する。さらに、高齢者における骨粗しょう症やサルコペニアの発症リスク要因および栄養面の観点からの予防について述べる。

【学習ポイント】

◆ 科学的根拠に基づいた食品の分類を理解した上で、健康食品を利用する。

◆ バランスの良い食生活を基本とし、健康食品は栄養補助的な位置づけで利用する。

◆ 健康食品は医薬品（くすり）ではなく、あくまで食品であることを認識する。

◆ 健康食品の過剰摂取や飲み合わせ、また、くすりとの飲み合わせにより、健康被害を受ける可能性があることを理解する。

◆ 骨粗しょう症、サルコペニアの予防に必要な栄養を理解し、実践する。

2．食品の表示制度と健康食品の分類

　私たちが口から摂取するもののうち、医薬品および医薬部外品以外のものはすべて食品に該当する(図1)。健康食品は医薬品ではないため、"病気を予防する"、"病気を軽減する"、"病気を治療する"などの表示はできないが、「特別用途食品」には特別の用途表示が認められている。また「特定保健用食品（トクホ)」、「栄養機能食品」および「機能性表示食品」などの保健機能食品については、例外的に限られた範囲で特定の保健機能や栄養機能の表示が認められている。一方、サプリメントは効果や機能に関する表示が許可されていない「いわゆる健康食品」と呼ばれているものであり、一般食品に分類される。なお、保健機能食品には「食生活は、主食、主菜、副菜を基本に、食事のバランスを」の文言の表示が義務づけられており、健康食品はバランスのよい食生活を心掛けていることを前提として、あくまで栄養成分を補うための食品である。

医薬品	食品			
	特別用途食品 （特別の用途表示ができる）		保健機能食品 （機能表示ができる）	一般食品
医薬品 （医薬部外品を含む）	病者用食品 妊産婦・授乳婦用粉乳 乳児用調製粉乳 えん下困難者用食品	特定保健用食品 （個別許可型）	栄養機能食品 （規格基準型）	機能性表示食品 （届出型）	いわゆる健康食品 （効果や機能の表示はできない） サプリメントなど

図1　健康食品と医薬品の分類

1) 特別用途食品

　特別用途食品とは、特別の用途に適する旨の表示をする食品であり、健康増進法により規定されている。特別用途食品は、「病者用食品」、「妊産婦・授乳婦用粉乳」、「乳児用調製粉乳」、「えん下困難者用食品」、「特定保健用食品（トクホ)」に分類される（図1）。特別用途食品は、医師などの管理下で利用する食品が多く、消費者が自己判断で自由に利用できる保健機能食品などとは異なるため、ここでの詳述は割愛する。

2) 保健機能食品

　保健機能食品（特定保健用食品、栄養機能食品、機能性表示食品）は健康増進法や食品衛生法で規定されている食品である。

① 特定保健用食品（トクホ）

　特定保健用食品（トクホ）は「特定の保健の目的が期待できること表示した製品」で、ほとんどは食品の形態で市販されているが、錠剤やカプセル型の形態も認められている。トクホは、その用途、有効性、適切な摂取量と安全性等の審査を経て、消費者庁長官によって保

健機能の表示が認められたものである（表1）。特定保健用食品（トクホ）は保健機能食品の中で、最も医学・栄養学的知見が多く、健康食品の中で信頼性が比較的高いと言える。

表1　特定保健用食品(トクホ)に表示できる保健用途と保健機能成分

表示できる内容	代表的な保健機能成分
おなかの調子を整えます。 お通じの気になる方に適しています。	オリゴ糖(フラクトオリゴ糖、大豆オリゴ糖)、食物繊維、乳酸菌、ビフィズス菌、難消化性デキストリン
コレステロールが高めの方に適しています。 コレステロールの吸収を抑える働きがあります。	大豆タンパク質、キトサン、植物ステロール、低分子化アルギン酸ナトリウム
血圧が高めの方に適しています。	ラクトトリペプチド、カゼインドデカペプチド、杜仲茶配糖体、、かつお節ペプチド、サーデンペプチド
食後の血糖値が気になる方に適しています。 糖の吸収を穏やかにします。	難消化性デキストリン、グァバ葉ポリフェノール、小麦アルブミン
体脂肪が気になる方に適しています。 食後の血中中性脂肪の上昇を抑えます。	ジアシルグリセロール植物性ステロール（β-シトステロール）、中鎖脂肪酸、EPA/DHA、茶カテキン、ウーロン茶重合ポリフェノール、難消化性デキストリン、グロビンタンパク分解物、
貧血気味の方に適しています。	ヘム鉄
骨の健康が気になる方に適しています。	クエン酸リンゴ酸カルシウム、カゼインホスホペプチド、大豆イソフラボン、ビタミンK_2、乳塩基性タンパク質 (MBP)
虫歯になりにくくします。	パラチノース、キシリトース、マルチトース、

② 栄養機能食品

栄養機能食品とは、身体の健全な成長、発達、健康維持に必要な栄養成分の補給・補完を、また、高齢や食生活の乱れ等により、通常のバランスよい食生活を行うことが困難な場合に、不足しがちなビタミン、ミネラル、n-3系脂肪酸などの栄養素の補給・補完を目的とした製品である。栄養機能食品は規格基準型となっており、12種類のビタミン（A、B_1、B_2、B_6、B_{12}、C、D、E、ナイアシン、パントテン酸、葉酸、ビオチン）、5種類のミネラル（鉄、カルシウム、マグネシウム、亜鉛、銅）およびn-3系脂肪酸の含有量（1日摂取目安量の上限値と下限値）が国の基準を満たしていれば、定められた栄養機能表示を付け、国への届出や審査を受けなくても販売することができる製品である。

③ 機能性表示食品

「機能性表示食品」は、事業者が食品の安全性と機能性に関する科学的根拠などの必要事項を発売60日前までに消費者庁に届出れば、商品に機能性を表示できるものである。それゆえ、国は安全性と機能性の審査を行っておらず、消費者庁長官の個別許可を受けたものではない。

3) いわゆる健康食品

「いわゆる健康食品」は、保健機能食品以外のサプリメントなどであり、保健機能表示に関する法的定義のない一般食品に該当する（図1）。輸入品など国外で保健機能表示が認められている製品であっても、わが国において保健機能食品に該当しなければ「いわゆる健康食品」に分類される。「いわゆる健康食品」は、①原材料に規格基準が設定されている製品、②適正製造規範GMP (good manufacturing practice) の製造基準に沿って製造されている製品、③何ら客観的な基準等を満たしていない製品に分けられる。したがって、サプリメントなどの「いわゆる健康食品」を利用する場合、③のように有効性や安全性の判断が不可能な製品もあることを留意すべきである。

3. 健康食品を利用する上での注意点

　健康な生活を送りたいとの思いから多くの人が利用する健康食品であるが、前述のように科学的根拠があるものから、そうでないものがある。特に、「いわゆる健康食品」には安全性試験が義務づけられていないので、摂食による安全性には十分注意する必要がある。以下に健康食品に関する主な注意点を挙げる。

1) 医薬品と食品の相互作用

　相互作用とは、医薬品や食品の併用によって、医薬品が増強されたり、減弱されたり、相互作用によって予期せぬ副作用（想定外の有害作用など）が生じたりすることで、病院や薬局などで医薬品の服薬指導を受ける際によく聞く言葉である。健康食品は栄養成分の補給・補完のためであるから、ある病気の治療のために飲んでいる医薬品といっしょに飲めば、健康に良く早く病気が治ると思っている人がいるかもしれない。しかし、それは誤りであり、健康食品も医薬品との併用による相互作用や他の食品との併用による過剰摂取により、健康被害を受ける事例が多数報告されている（表2）。それゆえ、医薬品を飲んでいる場合は、健康食品の摂取を控える、どうしても健康食品を使用しないのであれば医師、薬剤師、NR・サプリメントアドバイザーなどに相談する、健康食品に服用中の医薬品と同様の効果を期待しないなど、適切な判断が必要である。

2) 粗悪製品（有効成分が含まれない製品）および違法製品（無承認無許可製品）の流通

　サプリメントなどの「いわゆる健康食品」には、有効成分が含まれていない粗悪製品がある。
　また、違法に医薬品成分を含んでいる製品、医薬品のような病気の治療・治癒を謳った製品が行政のチェックによって判明した無承認無許可医薬品がある。これらは医薬品と誤認するような錠剤やカプセル状でインターネットを介して海外から個人輸入されている例が多い。

3) 消費者の不適切利用による健康被害

　健康食品そのものには問題なくても、消費者が不適切な使用を行ったことにより健康被害を受ける場合がある。例えば、健康食品は食品なのでいくら摂取しても安全であるとの勝手な解釈をして摂取量が過剰となった場合、病気の治療や治癒を目的とするなど消費者の誤った解釈により医薬品と併用した場合、製品が消費者の体質に合わずアレルギーなどの副作用がでた場合などの有害事象が報告されている。

4) 経済的被害

　消費者が健康食品に対して医薬品のような効果を過大に期待して、高額な製品ほど効果が期待できるとの誤った認識により、高額な製品を使用してしまい、製品に対する満足感よりも不満感が優位となってしまう場合がある。

表2 想定される健康食品成分と医薬品の相互作用の主な事例

特定保健用食品（トクホ）	医薬品	生体への影響（相互作用・副作用など）
「おなかの調子を整えるトクホ」 オリゴ糖（フラクトオリゴ糖、大豆オリゴ糖）	強心薬 （ジゴキシン、ジギトキシン、メチルジゴキシン）	強心薬の吸収が遅れ、薬効発現遅延や作用減弱の可能性あり
「コレステロールが高めの方に適するトクホ」 大豆タンパク質、キトサン、低分子化アルギン酸ナトリウム	脂質異常症改善薬 （イオン交換樹脂製剤：イトラコナゾール、グリセオフルビン）	胆汁酸により吸収される脂溶性である脂質異常症改善薬（イオン交換樹脂製剤）の吸収が、トクホに含まれる成分が胆汁酸と結合することにより阻害され、吸収されにくくなる
「血圧が高めの方に適するトクホ」 ラクトトリペプチド、杜仲茶配糖体、サーデンペプチド	高血圧治療薬（ACE阻害薬：エナラプリル）	降圧作用が増強する可能性あり
	高血圧治療薬（カリウム保持利尿薬：スピロラクトン）	カリウム貯留作用の増強により、血清カリウム値が上昇する可能性あり
「食後の血糖値が気になる方に適するトクホ」 難消化性デキストリン、グァバ葉ポリフェノール、小麦アルブミン	糖尿病治療薬 （スルホニル尿素剤、α-グルコシダーゼ阻害剤）	作用増強により低血糖を生じる可能性あり

栄養機能食品	医薬品	生体への影響（相互作用・副作用など）
ナイアシン	高コレステロール血症治療薬 （HMG-CoA還元酵素阻害薬：スタチン系薬剤）	スタチン系薬剤の副作用増強（急激な腎機能悪化を伴う横紋筋融解症）
ビタミンA	レチノール（ビタミンA製剤）	ビタミンA過剰症（頭痛、吐き気、疲労、皮膚の乾燥など）が現れる可能性あり
	ワルファリン（抗血栓薬）	ワルファリンの作用を増強し、出血傾向とする
	テトラサイクリン系抗生物質	頭蓋内の血圧が上昇し、激しい頭痛を引き起こすことがある
	トレチノイン（抗がん剤）、 エトレチナート（角化症治療薬）	【併用禁忌】ビタミンAに似た作用を持つため、ビタミンA過剰症と似た副作用が現れることがある
ビタミンB6	レボドパ（パーキンソン病治療薬）	レボドパの分解を促進し、作用を減弱する可能性あり
	フェニトイン（抗てんかん薬）	フェニトインの代謝を促進して、作用が減弱する可能性あり
ビタミンC	アセタゾラミド（利尿薬）	大量のビタミンCの摂取により、尿路結石ができる可能性あり
	エストロゲン（卵胞ホルモン薬）	エストロゲンの代謝が阻害され、血中エストロゲン濃度上昇の可能性あり
ビタミンD	強心薬 （ジゴキシン、ジギトキシン、メチルジゴキシン）	強心薬の作用増強の可能性あり
	アルファカルシドール、カルシトリオール（活性型ビタミンD3製剤）	相加作用により高カルシウム血症があらわれる可能性あり
ビタミンE	アスピリン、ワルファリン、チクロピジン（抗血栓薬）	大量のビタミンE摂取で出血傾向が増強される可能性あり
ビタミンK（クロレラ、青汁を含む）	ワルファリン（抗血栓薬）	ワルファリンの作用を増強し、出血傾向とする
葉酸	フェニトイン（抗てんかん薬）	フェニトインの代謝を促進して、作用が減弱する可能性あり
カルシウム	活性型ビタミンD3製剤（骨粗しょう症治療薬）	腸管からのカルシウムの吸収を促進することにより、高カルシウム血症を起こす可能性あり
	強心薬 （ジゴキシン、ジギトキシン、メチルジゴキシン）	血中カルシウム値が上昇し、ジギタリス製剤の作用を増強することがあり、ジギタリス中毒の症状（嘔気、嘔吐、不整脈等）が現れる可能性あり
	リセドロン酸ナトリウム水和物、 エチドロン酸二ナトリウム、 アレンドロン酸ナトリウム水和物 （ビスホスホネート系製剤；骨粗しょう症治療薬）	ビスホスホネート系製剤と結合してキレート化合物を作り腸管よりの吸収が阻害されるにより作用が減弱されるため、エチドロン酸二ナトリウムは2時間以上、アレンドロン酸ナトリウムは30分以上間隔をあけて服用する
	テトラサイクリン系抗生物質 ニューキノロン系抗菌薬	薬剤が結合して（キレートを形成し）吸収が阻害され、抗菌剤の効果が減弱する可能性あるため、2時間以上間隔をあけて服用する
鉄	レボチロキシンナトリウム（甲状腺ホルモン剤）	鉄が結合して薬剤の吸収が阻害されるため、薬剤の作用が減弱されるため、同時に服用しない
	レボドパ（パーキンソン病治療薬）	鉄剤の効果が減弱されるため、少なくとも2～3時間以上間隔をあける
	リセドロン酸ナトリウム水和物、 エチドロン酸二ナトリウム、 アレンドロン酸ナトリウム水和物 （ビスホスホネート系製剤；骨粗しょう症治療薬）	骨粗しょう症治療薬の吸収を阻害されることにより作用が減弱されるため、エチドロン酸二ナトリウムは2時間以上、アレンドロン酸ナトリウムは30分以上間隔をあけて服用する
	セフジニル（セフェム系抗生物質）	鉄が結合して薬剤の吸収が阻害されるため、薬剤の作用が減弱されるため、2時間以上間隔をあけて服用する
	エノキサシンなど（ニューキノロン系抗菌薬）	
	タンニン酸アルブミン（下痢止め）	作用が減弱することがあるので、併用しない
マグネシウム	リセドロン酸ナトリウム水和物、 エチドロン酸二ナトリウム、 アレンドロン酸ナトリウム水和物 （ビスホスホネート系製剤；骨粗しょう症治療薬）	骨粗しょう症治療薬の吸収を阻害されることにより作用が減弱されるため、エチドロン酸二ナトリウムは2時間以上、アレンドロン酸ナトリウムは30分以上間隔をあけて服用する
	テトラサイクリン系抗生物質 ニューキノロン系抗菌薬	薬剤がマグネシウムと結合して（キレートを形成し）吸収が阻害され、抗菌剤の効果が減弱する可能性あるため、2時間以上間隔をあけて服用する

4. 食事による高齢者における骨粗しょう症およびサルコペニアの予防

1) 骨粗しょう症予防のための健康食品

　骨粗しょう症は、骨質の変化から骨強度（骨密度）が低下し、骨折のリスクが高まった疾患である。骨粗しょう症の発症には、加齢と遺伝的素因のほか、糖尿病、脂質異常症、高血圧症、慢性腎臓病、虚血性心疾患（心筋梗塞や狭心症）、脳血管疾患（脳梗塞、脳内出血など）が関与しているため、これらの疾患の発症リスク要因（種々の環境因子・生活習慣）を除くことが必要である（表3）。

表3　骨粗しょう症のリスク要因

コントロール不可能なリスク要因	コントロール可能なリスク要因
加齢 女性 黄色人種・白人 大腿骨近位部骨折の家族歴 遅い初経 過去の骨折 早期閉経 胃摘出 両側卵巣摘出 ステロイド薬服用	カルシウム摂取不足 ビタミンD 摂取不足 ビタミンK 摂取不足 運動不足 日照不足 長期臥床 喫煙 リン過剰摂取 食塩過剰摂取 アルコールの多飲 コーヒーの多飲 極端なダイエット（低体重）

　栄養面では、骨強度の維持にはカルシウム摂取量を増やし、カルシウムの吸収を促進するビタミンDの摂取が必要である。ビタミンDは紫外線(UV-B; 300 nm 付近)の照射により皮膚においてプレビタミンDから光化学的に生成されるため、適度な日光浴により体内で合成されるが、活動量が比較的少ない高齢者は日光浴が不足しやすい。そのため、高齢者では特にカルシウム源となる食品やビタミンDを含む魚類やシイタケなどのキノコ類から摂取する必要がある。さらに、骨へのカルシウム沈着促進作用を有するビタミンKを豊富に含む納豆や緑黄色野菜を積極的に摂取することが望ましい。骨の健康維持のためのトクホおよび栄養機能食品については、既述したので（表1および表2）、ここでは骨粗しょう症の予防効果のある食品を表4にまとめた。

表4 骨粗しょう症の予防効果のある食品

カルシウム	大豆製品（とうふ、納豆など）、牛乳、乳製品、小松菜、干しヒジキ、カブ菜、小魚など
ビタミンD	魚（さば、さんま、鮭など）、 きのこ（干しシイタケ、ゆできくらげなど）、 日光浴
ビタミンK	納豆、小松菜など
タンパク質	魚介類、肉類、卵、大豆製品、乳製品

2) サルコペニア予防のための健康食品

サルコペニアは、加齢性筋肉減少症と呼ばれ、握力や下肢筋・体幹筋などの全身の筋力低下、歩くスピードが遅くなる、杖や手すりが必要になるなど身体機能の低下が起こる病態である。その要因としては、加齢によるもの、疾患（呼吸器・循環器疾患、癌など）によるもの、身体活動の低下によるもの、栄養の不足・吸収不良によるものなどに分類される。サルコペニアの予防・治療には身体活動が有効であるが、ここでは栄養面からの予防方法について述べる。

筋肉はタンパク質であり、タンパク質は20種類のアミノ酸から構成されている。肉や魚などの食事から摂取したタンパク質は、胃や腸でアミノ酸に分解されて吸収され、血液によってアミノ酸が全身の細胞へと運ばれ、遺伝子情報（細胞の中にあるDNA・RNAの働き）によりアミノ酸がつながって、細胞・組織に必要なタンパク質に再合成される。そのため、肉や魚などから必須アミノ酸と非必須アミノ酸を含むタンパク質をバランスよく摂取することが筋力低下の予防には不可欠である。

20種類のアミノ酸には、身体の中で作ることができない9種類の"必須アミノ酸"と身体の中で作ることができる11種類の"非必須アミノ酸"がある（表5）。必須アミノ酸の中で、ロイシン、イソロイシン、バリンは、枝分かれのある化学構造の特徴からBCAA(Branched Chain Amino Acid; BCAA)と呼ばれている（表5）。BCAAは筋肉量を維持する役割を担っているため、特に高齢者では不足とならないようにしたいアミノ酸である。BCAAが比較的多く含まれる食品には、大豆食品（とうふなど）、肉類（牛肉、豚肉、鶏肉など）、魚類（サンマ、マグロなど）および乳製品（牛乳、チーズなど）があり、これらを毎日しっかり摂ることが重要である。

以上のように、高齢者における筋力低下を予防するためには、適度な運動による刺激と、筋肉の構成成分となるタンパク質（必須アミノ酸、特にBCAA）を不足なく摂取することが重要である。しかしながら、加齢とともに肉類などのタンパク質を食べる機会が減り、さらに胃や小腸でのタンパク質を分解・吸収力も低下するため、筋肉量を維持することが難しくなってくる。それゆえ、BCAA含有アミノ酸サプリメントなどを上手に利用することも必須アミノ酸の不足を効率よく補う方法として推奨される。

表5　タンパク質を構成するアミノ酸

必須アミノ酸 体内つくることができない	非必須アミノ酸 体内でつくることができる
リジン ヒスチジン メチオニン フェニルアラニン トリプトファン スレオニン **BCAA** （分岐鎖アミノ酸） ロイシン イソロイシン バリン	グリシン アラニン プロリン システイン チロシン アルギニン アスパラギン アスパラギン酸 セリン グルタミングルタミン酸

おわりに

　健康の基本は「栄養・運動・休養」である。健康は、健康食品により特定の成分を効率的に摂取することのみでは得られず、日常のバランスよい食生活を心がけることが不可欠であることは言うまでもない。健康食品は健康に何らかのよい効果を期待して利用されているが、インターネット、テレビ、雑誌、新聞などの広告などに氾濫している不確かな情報を過信したことにより、様々な健康的被害や経済的被害が生じてケースがある。そのため健康食品を有効活用するには、社会にあふれている情報に惑わされることなく、健康食品を正しく理解し、適切に使用することが重要である。

参考文献
[1] NR・サプリメントアドバイザー必携 第 2 版、日本臨床栄養協会 編、第一出版
[2] 衛生薬学－基礎・予防・臨床－ 改訂第 3 版、今井浩孝、小椋康光 編、南江堂
[3] 厚 生 労 働 省 ホ ー ム ペ ー ジ https://www.mhlw.go.jp/stf/seisakunitsuite/bunya/kenkou_iryou/shokuhin/hokenkinou/index.html
[4] 国立研究開発法人 医薬基盤・健康・栄養研究所ホームページ https://hfnet.nibiohn.go.jp/、「健康食品」の安全性・有効性情報

学習メモ

健康寿命延長に関する理解のために

高齢者の栄養管理について～介護予防に向けた噛む力のトレーニング～

日本体育大学大学院体育科学研究科

小林　哲郎
黄　仁官

1.　はじめに

　「超高齢化社会」や「人生 100 年時代」と言われるようになった今日において、健康寿命（平均寿命から寝たきりや認知症など介護状態の期間を差し引いた期間；WHO 定義）を延長することは、高齢者に限らず、若年者や働き盛りの中年者を含め我が国全体にとって有益なことと考えられている。健康寿命延長に向けた今日の課題として、高齢者のサルコペニアやフレイルなどの克服が挙げられる。加齢に伴う身体諸機能の低下は免れないものではあるが、生活習慣の改善など様々な努力によってこの低下の傾きを緩くすることは可能である。本稿では、高齢者の健康維持・増進について栄養摂取のための体育的指導の観点から概説していく。

　本稿では、以下の学習ポイントを設けた。

【学習ポイント】
◆高齢者をめぐる社会の状況、諸問題及び地域における取り組み
◆高齢者における身体機能や栄養状態の現状
◆介護予防に向けた栄養管理について

高齢者をめぐる社会の状況

　我が国の将来人口推計によると（国立社会保障・人口問題研究所、平成 29 年推計）、65 歳以上人口（以下、高齢者と示す）の全体に占める割合は現状の約 27％から、2065 年には約 40％に増加することが示されている。これは実に高齢者 1 人あたりを 20 ～ 64 歳の生産人口 1.2 人で支えるという計算になる。なお、これまで国民医療費は年々増加してきており（図 1 参照）、年齢階級別では高齢者がその約 59％ を占めている [1]。今後の高齢化の波が、さらなる医療費負担を増加させるものと考えられる。

　こうした高齢者を取り巻く諸問題に対応するために様々な政策がとられており、その一つとして老人保健法が制定されている。第 1 条にその目的が記載されており、そこには「この法律は、国民の老後における健康の保持と適切な医療の確保を図るため、疾病の予防、治療、機能訓練等の保険事業を総合的に実施し、もつて国民保険の向上及び老人福祉の増進を図ることを目的とする」とある。また第 2 条にはその基本理念として「国民は、自助と連帯の精神に基づき、自ら加齢に伴って生ずる心身の変化を自覚して常に健康の保持増進に努める

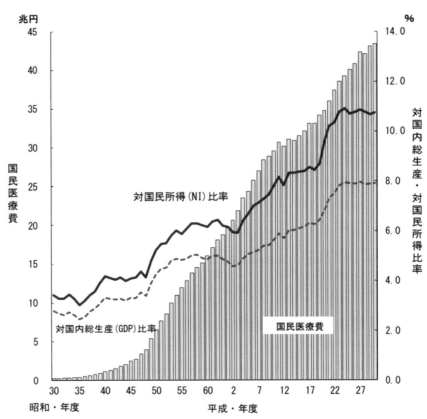

図 1 国民医療費，対国内総生産・対国民所得比率の年次推移
（引用；厚生労働省平成 30 年度国民医療費の概況）

とともに、老人の医療に要する費用を公平に負担するものとする。第 2 項：国民は、年齢、心身の状況等に応じ、職域若しくは地域又は家庭において、老後における健康の保持を図るための適切な保健サービスを受ける機会を与えられるものとする。」とある。これを受けて、地方自治体や地域では介護予防支援事業など様々な取り組みを実施している。

例 1、兵庫県淡路市；「淡路市いきいき 100 歳体操」

淡路市は、人口 125,150 人、高齢化率 32.6 ％（平成 25 年時点）である。「淡路市いきいき 100 歳体操」の元は、平成 15 年から高知市が開発・評価した筋力プログラムであり、映像を見ながら約 30 分の筋力強化体操（準備運動、5 ～ 7 種類の筋力づくり運動、整理体操で構成されている）を実施するものである。目的は、①虚弱高齢者や後期高齢者（75 歳以上）が参加し、筋力の向上に取り組むことにより、要介護状態に陥ることを防ぐ、②体操を通して地域で高齢者を支え合う地域づくりを目指すとしている。おもりの調節により個人の状態に合わせた負荷の調節ができるため、一般高齢者～要介護 1 程度の人が同時に体操を行える。

例 2、静岡県静岡市；「しぞ～かでん伝体操」

静岡市は、人口 719,188 人、高齢化率 25.9 ％（平成 25 年時点）である。「しぞ～かでん伝体操」とは、高知市で実施され介護予防効果がみられていた「いきいき 100 歳体操」を参考に、立位で実践できる体操を新たに加え静岡市版介護予防体操として構成された。市内在住の高齢者が中心となり自治会館や生涯学習センター・老人福祉センター・商店街等の身近な地域で体操を通した介護予防プログラムの一環として行われている。

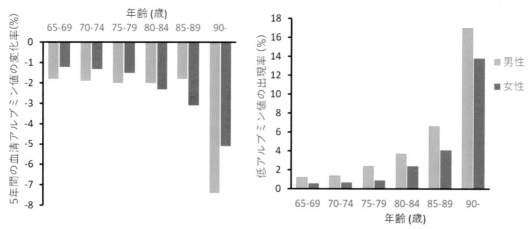

図2 同一個人における5年間の血清アルブミン値の変化率（左図）と
各年代における低アルブミン値（≦3.5g/dL）の出現率
（Gomi I et al. J Nutr Sci Vitamino 2007:53:37-42より引用改編）

高齢者における身体機能や栄養状態の現状

　一般的には、加齢に伴い全身の身体的機能や精神的機能が低下することによって、環境へ
の適応能力が低下する。身体的には、骨格筋量の低下、体脂肪率の増加、握力の低下、酸素
摂取量の低下、歩行速度の低下、消化・吸収機能の低下、口腔機能の低下に伴い咀嚼力の低
下や嚥下の際に食べにくいと感じたり、むせたりすることが多くなることが報告されてい
る。さらに加齢に伴う骨密度の低下により骨粗鬆症を発症する割合も増加する。骨粗鬆症は、
骨密度が若年成人平均の70％以下の場合、または骨密度が若年成人平均の70〜80％（骨
量減少）で脆弱性骨折の既往を伴う場合に診断される [2]。特に、女性は閉経に伴うエスト
ロゲンなどの女性ホルモンの分泌が低下することによって骨代謝に不均衡が生じやすくなる
ことから骨粗鬆症のリスクが高くなることに対する注意が必要である。これら身体諸機能の
低下のうち、骨格筋量の低下を主訴とする病態をサルコペニア（sarcopenia）という。筋
肉量の低下を必須項目とし、筋力または身体能力の低下のいずれかが当てはまればサルコペ
ニアと診断される。一方、単に筋肉の量や機能が低下することに限らず、認知機能の低下や
うつなどの精神機能の低下や、他人とのコミュニケーションの減少や引きこもりなどの社会
性が低下した状態をフレイル（frailty：虚弱）という。この両者に共通している点は、エネ
ルギーとタンパク質が不足した低栄養である。図2に加齢に伴う栄養状態の変化を示した。
血清アルブミン（血液中のタンパク質の約60％を占める成分であり、体のあらゆる組織の
維持に欠かせないタンパク質）の平均値は年代が高くなるほど低くなる傾向があり、低アル
ブミン値（≦3.5g/dL）の人は年代が高い者ほど多くなる。高齢者の日常生活動作と低アル
ブミン値の出現率を検討した研究によると、日常生活すべてに介助を要する群では、低アル
ブミン値を示した人が6割以上にも及ぶことが示されている [3]。また、骨粗鬆症は骨形成
に必要なカルシウムやビタミンDを中心とした栄養不足や運動不足による骨への刺激の低下
によって引き起こされる。したがって、加齢に伴う身体諸機能の低下予防のためには低栄養
の予防・改善などによる栄養状態の改善が重要となる。

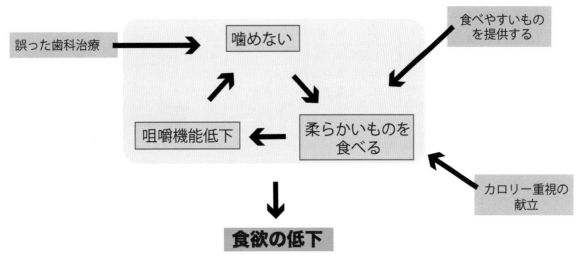

図3 咀嚼力機能低下の悪循環プログラム

（東京都高齢者研究・福祉振興財団；続介護予防完全マニュアルを参考として改編）

　しかしながら、低栄養の改善にあたってはバランスの取れた栄養食を提供することでその全てを改善できるわけではない。そこには、咀嚼力の低下による食欲の低下という問題が伴う。一般的に"かめない"という訴えがあった人に、軽食を提供する傾向がある。しかし、"かめない"原因を確かめることなく軽食を提供し続けると、図3のような悪循環に陥ってしまう危険性がある。また、このような悪循環に陥った患者が"かめない"との主訴で歯科を受診した場合、歯科医師がその原因を義歯の不適合などにあると誤診し、誤った治療が行われていることも少なくない [4]。このように、咀嚼力の低下が食欲の低下を招くことによって低栄養のリスクが高まることから、咀嚼力改善のためのトレーニングが推奨される。次項に、体育指導的な観点からよりよく栄養摂取できるための咀嚼力改善トレーニングについてまとめたので、参考にしてほしい。なお、咀嚼力の評価には様々あるが、歯科治療の必要のない人に対して表1に示した咀嚼能力評価質問票を用いた評価を実施した場合、3や4の該当者には咀嚼力改善のためのトレーニングが必要と考えられる。

表1 咀嚼能力評価（質問票の例）

質問内容：現在、どれくらいのものを噛むことができますか？　　　　　　　　該当するものをひとつだけお答えください。
1：どんなものでも、十分に噛んで食べることができる。 2：噛みにくいものがあるが、たいていのものを噛んで食べることができる。 3：あまり噛めないので、食べものがやわらかいものに限られている 4：ほとんど噛んで食べることができない

（東京都高齢者研究・福祉振興財団；続介護予防完全マニュアルを参考として改編）

咀嚼筋改善トレーニングの例

(1) 口の開閉と舌のストレッチ
　①ゆっくり大きく口を開ける。
　②しっかり、口を閉じて、口の両端に力を入れながら、
　　舌を上あごに押し付けるようにして奥歯を噛みしめる。
　①②を交互に3回繰り返す。

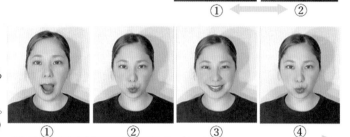

(2) 口の開閉と頬、首のストレッチ
　①「アー」と大きく口を開ける。
　②「ウー」と唇をつぼめる。
　③「イー」と頬と首に張りを感じる
　　まで口角を左右に広げる。
　④もう一度「ウー」と唇をつぼめる。
　①から④の流れをゆっくり3回繰り
　返す。

(3) 舌のストレッチ
　①口を大きく開けて、舌をできるだ
　　け出す。
　②舌で上唇を触る。
　③左右の口角を舌先で触る。
　①から③の流れをゆっくり3回繰り
　返す。

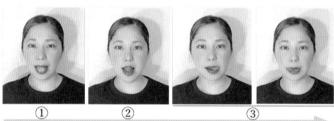

(4) 舌の運動
　①舌を上唇と前歯の間に伸ばす。
　②そのまま舌を頬の内側に押し付け
　　るようにして時計回りに廻す。
　ゆっくり3周する。

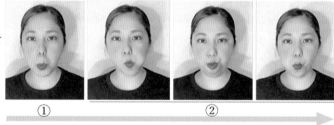

(5) 口輪筋の運動
　①頬をふくらませて、舌を上あごに押し付けて、
　　口から息がもれないようにこらえる。
　②息を吸うように口をすぼめる。
　①②を交互に3回繰り返す。

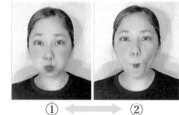

(6) 咀嚼筋への負荷運動
　①利き手を軽く握り、顎を包むようにあて、
　　反対の手で利き手側の肘を支える。
　②口をゆっくりと開ける。その際に、開口運
　　動に負荷が掛かるように利き手を顎に押し
　　付ける。
　③口をゆっくりと閉じる。その際にも、利き
　　手は顎を押し付けるようにし、負荷に対し
　　てゆっくり抵抗しながら閉じていく。
　②③を各5秒で3回繰り返す。

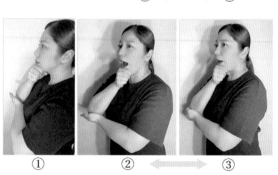

48

介護予防に向けた栄養管理

　介護を要する状態（要介護状態）の予防は、国民の疾病負担を軽減することにつながる。この対策の対象者は、現時点では要介護には該当しないが、将来的に要介護状態を招く危険性のある人である。要介護状態へのハイリスク者をスクリーニングすることで、適切な保健指導を提供することが対策の目的である。高齢者は、慢性的なエネルギーやタンパク質の補給不足、あるいは疾患や損傷などによる生理的ストレスが負荷されて、タンパク質・エネルギー低栄養状態に陥りやすい。高齢者の低栄養は、日常行動を制限し、疾病の増悪、QOL（生活の質）の低下の原因となる。したがって、高齢者の低栄養状態を回避するために、栄養状態や食生活を評価して、ハイリスク者に適切な栄養ケアを提供することが望まれている[3]。なお、骨粗鬆症予防に向けた栄養摂取については、「骨粗鬆症の予防と治療ガイドライン2015年版」に栄養摂取目標として以下の通り示されている。

① 　カルシウム：成人650〜800ｍｇ／日、治療目的700〜800ｍｇ／日
② 　ビタミンD：400〜800IU（10〜20μg）
③ 　ビタミンK：250〜300μg

一方で、リン（加工食品、一部の清涼飲料水に多く含まれる）、食塩、カフェイン（コーヒー、紅茶などに多く含まれる）、アルコールは過剰摂取とならないように注意する。カルシウム、ビタミンD、ビタミンKを多く含む食品を表2に示したので参考にしてほしい。

表2　カルシウム、ビタミンD、ビタミンKを多く含む食品

カルシウム			ビタミンD			ビタミンK		
食品	1回使用量 (g)	カルシウム量 (mg)	食品	1回使用量 (g)	ビタミンD (μg[IU])	食品	1回使用量 (g)	ビタミンK (μg)
牛乳	200	220	きくらげ	1	4.4[176]	卵	50	7
スキムミルク	20	220	サケ	60	19.2[768]	納豆	50	435
プロセスチーズ	20	126	うなぎのかば焼き	100	19.0[760]	ほうれん草	80	216
ヨーグルト	100	120	サンマ	60	11.4[456]	小松菜	80	168
干しえび	5	355	ヒラメ	60	10.8[432]	にら	50	90
ワカサギ	60	270	イサキ	60	9.0[360]	ブロッコリー	50	80
シシャモ	50	175	タチウオ	60	8.4[336]	サニーレタス	10	16
豆腐	75	90	カレイ	60	7.8[312]	キャベツ	50	39
納豆	50	45	メカジキ	60	6.6[264]	カットわかめ	1	16
小松菜	80	136	なまり節	30	6.3[252]	のり	0.5	2
青梗菜	80	80						

ビタミンKはこのほかに、植物油に含まれている。

（骨粗鬆症予防と治療ガイドライン2015年版より引用改編）

まとめ

　高齢者の健康寿命延長の理解のために、高齢者を取り巻く現状やその対応について概観し、加齢に伴う生理的機能や栄養状態の変化について、特に身体諸機能の低下に触れ、その対策としての咀嚼筋改善トレーニングの提案と介護予防に向けた栄養管理について述べてきた。今後、高齢化が進み高齢者1人あたりを支える生産人口割合が減少する中で、健康志

向はますます高まると思われる。本稿を読まれた方においては、体育指導的立場から多くの高齢者を支えられるような知識と実践力を身に付けられ、様々なステージで活躍されることを願っている。

参考文献

[1] 厚生労働省．平成 30 年度国民医療費の概況
https://www.mhlw.go.jp/toukei/saikin/hw/k-iryohi/18/index.html,2018.（参照日 2021 年 2 月 19 日）．

[2] 骨粗鬆症の予防と治療ガイドライン作成委員会．骨粗鬆症の予防と治療ガイドライン 2015 年版．ライフサイエンス出版，東京，2015

[3] 中村丁次，吉池信男，杉山みち子．生活習慣病予防と高齢者ケアのための栄養指導マニュアル．第一出版，東京，2002

[4] 鈴木隆雄，大渕修一 , 東京都高齢者研究・福祉振興財団．続介護予防完全マニュアル．東神堂，東京，2005

健康運動領域（運動）の立場から

山梨学院大学スポーツ科学部

三本木　温

1. 健康寿命延長を阻む要因

　健康寿命」とは「日常生活に制限のない期間の平均」と定義されることから、健康寿命が終了した時点とは、日常生活に「制限のない状態」から「制限のある状態」へと移行することであり、介護が必要な状態と考えられる。2019（令和元）年に厚生労働省が実施した「国民生活基礎調査」[1] によると、介護が必要になった主な原因としては「関節疾患」「高齢による衰弱」「骨折・転倒」「認知症」が多かった。したがって、これらの要因について予防・改善策を講じることによって、健康寿命の延長が期待できる。以下の節においては、上記の各要因について運動やスポーツとの関連について概説する。

1-1.「関節疾患」

　足腰の関節の慢性的な痛みは高齢者の多くが悩まされる症状であり、日常生活の様々な活動に影響して QOL を低下させる要因である。前出の「国民生活基礎調査」[1] によると、65 歳以上の高齢者が訴える身体の不調（有訴率）について、男性では腰痛が最も多く手足の関節痛が 4 番目に多かった。女性では腰痛が最も多く手足の関節痛が 2 番目に多かった。膝関節痛の原因として最も多いのは変形性膝関節症であり、腰痛の原因としては変形性脊椎症、腰部脊柱管狭窄症、脊椎圧迫骨折などが挙げられるが、原因が特定できない「非特異的腰痛」も多く、運動不足に関連する筋量減少や筋力低下が関与すると考えられている。これまで多くの研究によって、ストレッチ体操、水中運動、筋力トレーニングなどの実施により膝痛および腰痛の改善が報告されている [2]。

1-2.「高齢による衰弱」

　高齢による衰弱は近年「フレイル (Frailty)」と表されることが多く、「加齢に伴う様々な機能変化や予備能力低下によって健康障害に対する脆弱性が増加した状態」とされ、サルコペニア（筋萎縮），生活機能障害，免疫異常，神経内分泌異常などの各種の異常が複合的に関与する概念とされる。また、フレイルには、健康な状態と著しく身体機能が損なわれた状態との中間域を表すので、適切な介入により再び健常な状態に戻るという可逆性が含まれる。Fried[3] によるフレイルの判定方法では、体重減少、主観的疲労感、日常生活活動量の減少、歩行速度の低下、筋力（握力）の低下の 5 項目のうち 3 つが当てはまればフレイル、1-2 項

目が当てはまればプレフレイルとする。これら5項目のうち体重減少、歩行速度の低下、筋力（握力）の低下については、運動トレーニングの継続により、ある程度の予防効果が期待できる。例えばタンパク質とビタミンD摂取を中心とした栄養療法と運動を併せて行なうことで、フレイルを予防できることが明らかになっている[4]。なお、フレイルを有する高齢者に対する運動介入の効果について検証した研究[5]によれば、軽度のフレイルであれば運動介入の効果が認められるものの、重度のフレイルでは効果が認められなかった。このことから、フレイル予防のためにはフレイル以前の身体活動や運動が重要になると示唆される。

1-3.「骨折・転倒」

転倒は、高齢者の股関節をはじめとする骨折を引き起こす主要な要因である。高齢者において転倒経験を有する者は65歳以上で28-35%、75歳以上では32-42%にのぼる[6]。また、転倒経験者は再び転倒する頻度が高いとされており、転倒への恐怖感などから外出や身体活動を控えるようになり、このことがQOLの低下や更なる身体機能の低下に繋がるという悪循環をもたらす恐れがある。

転倒を引き起こす要因は、身体機能の低下（感覚系、視覚、神経系、筋骨格、バランス機能、高次神経系）と外的要因（履物、床の状態、明るさ、床の障害物など）とが考えられる。このうち身体機能については、筋力低下、歩行障害およびバランス障害は転倒への関与が強いとされており、ストレッチ体操、筋力トレーニングおよびバランストレーニングから構成される運動介入が転倒予防に有効であるとする報告が多くみられる（図1）[7]。

【学習ポイント】

◆ 健康寿命延長を阻害する主な原因は、「関節疾患」「高齢による衰弱」「骨折・転倒」「認知症」である。

◆ 運動の適切な実施によって、関節痛、衰弱（フレイル）、転倒・骨折および認知症の予防あるいは改善が期待できる。

◆ ライフステージごとに健康課題は異なるため、健康寿命延長のためには年代に合わせた運動やスポーツの実施が望ましい。その中でも青壮年期では1日60分の運動や身体活動を行なうこと、高齢期では1日40分の身体活動を行なうことが望ましい。

◆ 体育・スポーツ系学部で学んだ学生は、地域社会において身近な運動指導者とし活躍することが期待される。

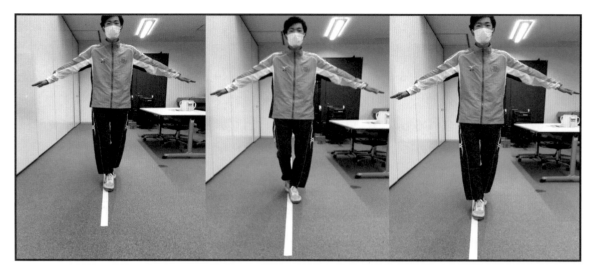

図1．バランストレーニングの例
（直線上を踵とつま先をくっつけながら歩く）

1-4.「認知症」

認知症は、認知機能に障害が起き、日常生活・社会生活が困難になる状態である。認知症の危険因子として、65歳未満の世代では肥満や高血圧、65歳以上の世代では糖尿病、喫煙や社会的孤立などが挙げられており、生活習慣病との関連が強いことが示唆される。したがって早い段階での生活習慣病予防・改善の対策が間接的に認知症の発症を防ぐことにつながる可能性がある。実際にアルツハイマー型認知症の危険因子として、運動不足はうつ病、喫煙、高血圧など他の因子よりも大きく影響していることが報告されている。また、高齢者を縦断的に追跡した研究においてはウォーキング習慣の有無によって認知症発症の危険率が異なり、有酸素運動の実施が認知症発症に関与することが示唆されている [8]。なお認知症の前段階である軽度認知障害は、記憶障害などがあるものの日常生活に支障はなく、この段階で適切な治療を行なうことで正常な状態に戻り得ることがわかっている。軽度認知障害を持つ人に対しては有酸素運動に加えて、認知課題を同時に行なう「デュアルタスク（二重課題）運動」が認知機能の改善に効果があることも報告されている。

2. 健康寿命延長のための運動の役割

身体運動（活動）やスポーツは、健康寿命延長を阻む各種要因に対して予防・改善の効果を持つことをこれまで述べてきた。一方で各ライフステージに応じて適切な身体運動・スポーツを行なうことによって、健康寿命が延長され、QOLが高まり天寿を全うすることができると考えられる。本章では、ライフステージごとに健康寿命の延長を目指した運動・スポーツの行い方について述べる。

2-1. 学齢期（主に 7-17 歳）

　体格と体力が著しく発達する時期である。義務教育を経て多くの者が高等学校に在籍することから、体育の授業や部活動などによって定期的に運動する機会がある。しかしながら近年では運動習慣が極端に少ない者の増加や、肥満傾向にある者の増加が指摘されている。肥満者は体内の脂肪蓄積が多く、このことが将来的に動脈硬化、糖代謝異常、脂質代謝異常、高血圧を発症させて生活習慣病発症のリスクを高める恐れがあると考えられる。実際に小児肥満者においては、正常な体重の者と比べて、耐糖能の低下、動脈硬化の進行がみられることが報告されている。したがって、適切な生活習慣を保つとともに身体運動を定期的に実施することで、体重、体脂肪量を適正な範囲に維持することが必要である。また、思春期前後には骨量の発達がピークを迎えることから、この時期に骨量を高めることが、高齢期における骨粗鬆症の発症を防ぐことにつながる。このため適切な食習慣を保つとともに定期的な運動を継続することが骨量を高める観点からも重要となる。

2-2. 青壮年期（主に 18-64 歳）

　高等学校卒業後の世代については発育発達がほぼ完成するとともに、体力がピークに達した後、緩やかに低下していく時期である。この世代では体育や部活動などの定期的に運動・スポーツを行なう機会が少なくなるため運動不足に陥りやすい。運動不足や生活習慣の乱れによってメタボリックシンドロームや生活習慣病に罹患しやすくなる。これらの傾向は30歳代以降の中年期以降に顕著に現れる。このため各自のライフスタイルに応じた適切な運動習慣を保持することが必要である。

　厚生労働省は「健康づくりのための身体活動基準」を 2013 年に改訂して公表した。これによると、18-64 歳の世代については、「歩行かそれと同等以上の強度（3 メッツ以上）」の身体活動（生活活動＋運動）を毎日 60 分行ない、このうち 3 メッツ以上の強度での運動を1 週間に 60 分行なうこと」としている（表 1 参照）。それとともに、この目標値に到達できないとしても、今より 10 分活動量を増やすことや（プラステン）、30 分以上の運動を週に 2 日以上行なう運動習慣をもつことが推奨されている。

　スポーツ庁によるわが国の成人のスポーツ実施率は年々高まっており、週 1 日以上の実施率が 2019 年度では 53.6％、週 3 日以上の実施率が 27.0％となっている。但し目標値としている「週 1 回以上 65％、週 3 日以上 30％」には至っていない。また、厚生労働省による「国民・健康栄養調査」においては成人の「運動習慣者」（1 回 30 分以上の運動を週 2回以上実施し、1 年以上継続している者）の割合がこの 10 年間では横ばいから減少傾向にある。同様に 1 日の歩数についてもほぼ横ばいであった。これらのことから、適切な運動習慣を持つ成人は必ずしも多くなく、特に女性では若い世代ほどその傾向が顕著であることから、運動・スポーツの習慣化を促す社会環境の整備が必要であると考えられる。

表1. 3メッツ以上の生活活動および運動の例[9]

生活活動	運動
普通の歩行（3.0メッツ）	ボウリング（3.0メッツ）
子どもと遊ぶ（3.5-5.8メッツ）	ジョギング（7.0メッツ）
軽い荷物の運搬（5.0メッツ）	エアロビックダンス（7.3メッツ）

2-3. 高齢期（主に65-75歳以上）

　高齢期になると、身体の様々な生理的機能が低下し、体力の低下が現れ始める。体力の低下は自立した生活や自由な移動を困難にさせるため、社会的な孤立やストレス、不安の増加にも繋がる。また、生理的機能の低下や体力の低下は個人差が非常に大きい。その一方で、現在の高齢者は20年前の10歳以上若い年代と同じ体力水準にあるとともに、体力水準の高い者と低い者との差、いわば体力格差が縮まってきていることが示唆されている。また、わが国は人口減少社会に入り生産年齢人口が減少しつつあることから、65歳以上の年代の就業者が増え、労働力を担うようになった。これらのことから、65歳以上であっても従来よりも積極的に運動やスポーツを実践して体力の維持を目指すべきであると考えられる。前出の「「健康づくりのための身体活動基準2013」において、65歳以上の者については「強度を問わず、身体活動を毎日40分行なうこと」としている。また、アメリカスポーツ医学会が2009年に示したガイドラインでは、①有酸素運動は1日あたり30分から60分まで、1週間に5回程度行う。あるいは、中等度以上の強度で1週間に3-5回行う。1回あたり10分は続けて行うこと、②筋力トレーニングは、1週間に2回、8-10種類の運動を各10-15回の範囲で「ちょっときつい」強さで行うこと、③柔軟性を高める運動を1週間に2回行うこと、④よく転倒する人は、1週間に2-3回バランス能力を高める運動を行うことなど極めて積極的な運動の実践を推奨している。表2に高齢者向けのトレーニングメニューの一例を、図2にストレッチ体操の例を示した。

表2. 高齢者向けのトレーニングメニュー（例）[10]

運動の種別	運動種目		時間または回数
有酸素運動	エアロバイク		30分
筋力トレーニング	レッグエクステンション（大腿前部） レッグカール（大腿裏部） ヒップアダクション（内転部） ヒップアブダクション（外転部） バックエクステンション（下背部）	チェストプレス（胸部） アブクランチ（腹部） ロウリアデルト（上背部） オーバーヘッドプレス（肩部） アームエクステンション（上腕部）	各15回 1セット

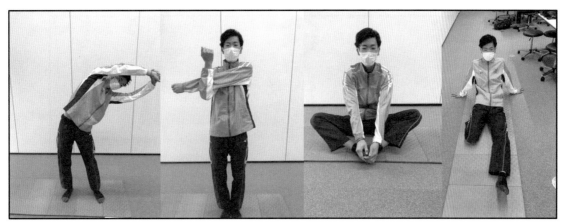

図2. ストレッチ体操の例
（①呼吸を止めない、②痛みのない範囲で伸ばす、③伸ばす部位を意識する）

2-4. 後期高齢期（主に75歳以上）

　75歳以上の後期高齢者においては、一般的に心身の機能の衰えが著しくなり、「フレイル」と呼ばれる状況が多く見られるとともに、認知症を発症する者も多い。また、複数の慢性疾患を有する状態（多病）とともに、多くの薬を服用する多剤処方の状態になることが多い。これらのことから、自立した生活を営むことが難しくなり、実際に多くの後期高齢者が要介護認定者となっている。

　高齢者を対象にした研究では、筋力トレーニングによって筋力増加や筋肥大を認める報告が多く認められることから、一般的には後期高齢者であってもトレーニング効果が期待される。しかしながら後期高齢者においては、疾患の状況、生理的機能および認知機能などの個人差が大きいことから、現時点では後期高齢者に対する運動、スポーツおよび身体活動に関する指針はみられない。したがって、個人の状況を見極めながら、個々人に合った運動や活動を勧めていくことになる。その際には積極的な運動・トレーニングによる体力向上を目指すことよりも、できるだけ日常的な環境において自立した生活を送るための機能を維持させることを目標とすることが適切であると思われる。具体的な活動内容としては、つま先上げ、踵上げ、足踏み、椅子からの立ち上がり、ウォーキング（歩行）、軽い体操などが考えられる（図3-5）。また認知症予防のために社会的孤立を防ぐことの重要性が指摘されており、参加者の負担を考慮しながら集団で活動すること自体が重要な意義を持つと考えられる。

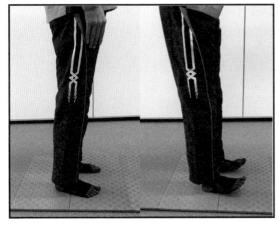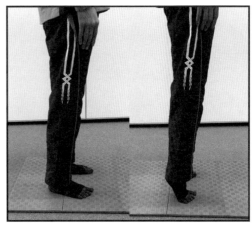

図3. つま先上げ運動（左）と踵上げ運動（右）（テーブルなど安定した物に手を添えて行うこと）

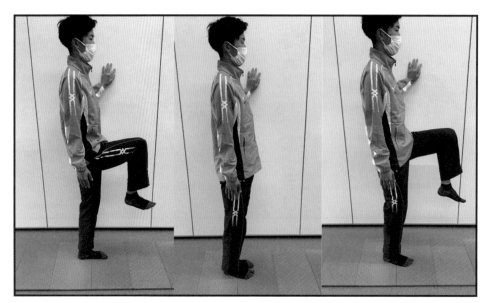

図4. 足踏み運動
（テーブルなど安定した物に手を添えて行うこと）

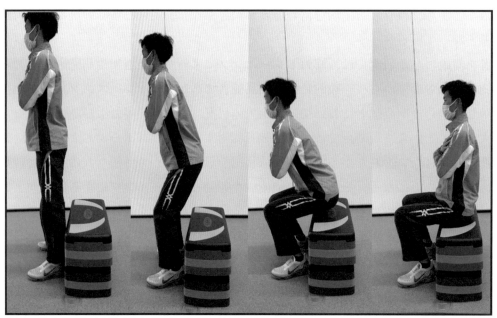

図5. 立ち上がり運動
（テーブルなど安定した物に手を添えて行うこと）

4. おわりに

　わが国は現在、急速な少子高齢化に直面しており、医療、介護にかかる社会保障費の増加を抑えることが喫緊の課題である。このため、中・高齢者を中心にして、生活習慣病、サルコペニア、フレイル等に対してできるだけ早期の段階から予防する方策が求められる。これまで述べてきたように、定期的な運動・スポーツの実施は生活習慣病や要介護状態の予防・改善に貢献し得ることが明らかにされており、国民がこれまで以上に運動やスポーツに親しむことのできる社会環境づくりが必要である。このためには医療や福祉の現場のみならず身近な地域社会において住民に対して運動指導ができる人材が求められる。

　体育・スポーツ系学部で学ぶ大学生は、多くの者が幼少期からスポーツに打ち込んでおり、スポーツの楽しさ、難しさあるいは厳しさ、および運動トレーニング継続の重要性を「経験知」として身に付けている。

　全国体育スポーツ系大学協議会（JPSU）で養成する「JPSU スポーツトレーナー」は、上述した体育・スポーツ系学部生の強みに加えて、心肺蘇生法をはじめとする救急処置やウォーミングアップをはじめとするコンディショニングについての知識と技能を身に付けている。「JPSU スポーツトレーナー」が、超高齢化社会において地域社会に根ざしながらさまざまな場面における運動指導で活躍することが期待される。

参考文献
[1]　厚生労働省（2019）2019 年　国民生活基礎調査の概況.
　　　https://www.mhlw.go.jp/toukei/saikin/hw/k-tyosa/k-tyosa19/dl/05.pdf
　　　（参照日 2020 年 7 月 20 日）
[2]　里美和子ほか（2005）筋力トレーニングを主とした高齢者運動教室の効果について. 総合検診、32: 7-11.
[3]　Fried L. et al., (2001) Frailty in older adults:evidence for a phenotype. J. Gerontol. A. Biol. Sci. Med. Sci., 56: M146-156.
[4]　荒井秀典（2014）フレイルの意義. 日本老年医学会雑誌 51:497-501.
[5]　Gill T. et al. (2002) A program to pervent fuctional decline in physically frail, elderly persons who live at home. N. Eng. J. Med., 347: 1068-1074.
[6]　川上治ほか（2006）高齢者における転倒・骨折の疫学と予防. 日本老年医学会雑誌 43:7-18.
[7]　金憲経（2011）転倒予防のための運動介入の効果と課題. 日本老年医学会雑誌，48：39-41.
[8]　Larson E. et al. (2006) Exercise is associated with reduced risk for incident dementia among persons 65 years of age and older. Ann. Intern. Med. 144: 73-81.
[9]　国立健康・栄養研究所（2012）改訂版『身体活動のメッツ（MET ｓ）表』.
　　　http://www.nibiohn.go.jp/files/2011mets.pdf（参照日 2020 年 12 月 10 日）
[10]　三本木温ほか（2006）青森県内の高齢者を対象とした筋力トレーニング教室の効果について. 第34 回青森県スポーツ医学研究会発表資料

学習メモ

学習メモ

60

健康寿命延長に関する理解のために

健康運動領域（運動処方や運動実践）の立場から

国際武道大学体育学部体育学科
森　実由樹

はじめに

　健康づくりのための運動プログラムを提供することを運動処方といい、何を、どこで、どのように行うかを考え、安全で効果的かつ効率的な運動プログラムの提供が運動指導者に求められる。また、運動指導者として「なぜ」行うのかという知識や、相手に運動を伝えるための方法やデモンストレーション能力が求められる。本稿では、1）運動プログラムの作成、2）健康づくりのための運動、3）運動指導について解説する。

【学習ポイント】
- ◆　運動中の事故や障害予防などリスク管理について学習する。
- ◆　万が一、事故や障害が起きたときの救急対応に備えておくべきことを理解する。
- ◆　体力測定・評価を通じて運動効果の確認、体力レベルの推移、改善点の抽出など理解する。
- ◆　個別指導と集団指導の留意点を理解する。

---

1. 運動プログラムの作成

　運動プログラムを作成するには、科学的根拠のある運動の提供も重要ではあるが、対象者にとってその運動が有益であるとは限らない。そのため、以下の項目について検討することが必要である。

メディカルチェック

　運動中の事故や障害、特に突然死の予防のために、医師から運動の許可を得ておくことが必要である。そのために、メディカルチェックでは、問診（現病歴、既往歴、自覚症状、家族歴。運動歴、生活習慣など）、医師による診察、医学的検査（血圧、尿検査、安静時心電図検査など）を行っておく。場合によっては運動負荷試験を実施する。メディカルチェックを通じて内科的疾患、整形外科的疾患などを把握しておくで、対象者に適切な運動プログラムを提供できる。また、どのような薬を飲んでいるのか把握し、薬の副作用も知っておく

とよい。しかし、メディカルチェックで良好であったとしても、健康状態は日々変化することを念頭に置き、体調が悪いときは無理をせず、運動強度を下げたり、中止したりすることも必要である。そのため、運動教室前後に血圧を測るなど当日の体調管理も必要である。

体力測定

　近年、子供の体力低下が取り上げられている。この体力低下は、体力測定の結果から得られたものである。子供や若者に求められる体力と、高齢者に求められる体力は異なる。前者に求められる体力は、「より早く」「より強く」と言ったものであり、後者に求められる体力は健康に関連した体力（健康関連体力）と区分すると良い。健康関連体力とは、全身持久力、筋力 / 筋持久力、身体組成、柔軟性である。健康づくりのための運動では、この健康関連体力を向上させるための運動プログラムの作成が必要となる。この健康関連体力以外にも、転倒予防に関連する体力要素や、運動器疾患に関連する体力要素など、目的によって測定項目を選定することも大切である。

運動プログラムの作成（運動処方）

　メディカルチェックと体力測定から得られた情報を基に運動プログラムを提供する。プログラムを作成する際に考慮する点は、科学的根拠と原理・原則である。健康関連体力を向上させるための運動では現段階で科学的根拠のない運動もある。科学的根拠がないとやってはいけないではなく、公表されているガイドラインや個人の特性を考慮して安全で効果的な運動プログラムを作成することが大切である。健康関連体力を向上させるための運動プログラム変数は、運動の頻度（1日、1週間にどのくらい実施するか）、強度（運動負荷と反復回数、セット数）、持続時間（ストレッチングや有酸素運動、筋持久力トレーニングの実施時間）、運動の種類（筋力トレーニング、有酸素運動、ストレッチなど）である。これらを対象者の体力レベルやガイドライン等を基に決定する。作成したプログラムについて対象者の運動経験や実施困難度を把握しながら調整を行うことも必要である。

2．健康関連体力向上のための運動プログラムの内容

全身持久力、筋力 / 筋持久力、身体組成、柔軟性について解説する

全身持久力

　全身持久力の評価は、最大酸素摂取量を指標とすることが多い。最大酸素摂取量とは、1分間に体内に取り込まれる酸素の最大量のことである。最大酸素摂取量が多い人は、心血管系疾患の羅漢率や死亡率が低いという報告がある [1]。また、全身持久力と身体活動量の

関係から普段から全身持久力を高めておくことは肥満の予防ともなる。

　最大酸素摂取量を測定するには、呼気分析から行う直接法と最大酸素摂取量を推定する間接法がある。直接法は実験室で行うような測定方法であり、被験者の身体的負担や高額な測定機器が必要なため、間接法を用いることを推奨する．間接法は、自転車エルゴメーターを用いて心拍数や運動強度から最大酸素摂取雨量を推定する方法や歩行距離から最大酸素摂取量を推定する6分間歩行［2］などがある。

　全身持久力を高めるためには、有酸素運動が効果的である。有酸素運動は、リズミカルに長時間行う運動で、有酸素エネルギー供給が優先的に行われる。

① 　運動の種類

　有酸素運動の種目を選択する際は、運動の参加のしやすさや実施する際に関節へ掛かる負担を考慮する。プールなどは浮力により体重が免荷され関節にかかる負担が軽減される。また、水の粘性により転倒のリスクが軽減される特徴がある。しかし、近隣にプールがなければならないなどの問題もある。ウォーキングやジョギングなどは、気軽に取り組める運動であるが、車や自転車などとの接触事故を考慮し、安全なウォーキング、ジョギングコースの確保が必要である。低体力者や肥満・過体重者には、固定式自転車やトレッドミルの使用、サイクリングなども有効である。

② 　強度

　運動強度を決定するには、身体に掛かる着地の衝撃や地面の硬さ、靴のクッション性を考慮し、生理的な運動強度を設定する。生理的な運動強度は、心拍数や主観的運動強度を活用することが多い。対象者にとって理解しやすい運動強度が望ましい。

③ 　頻度

　ACSM は有酸素性能力の維持には、週3回程度、体力の向上や体重の減量には週3〜5回の頻度を推奨している。週6日以上の実施は、トレーニング効果よりも傷害の発症リスクが増大するため推奨できない。

④ 　持続時間

　ACSM では、中等度の強度の運動を1日20分(20〜60分)行うことを推奨している。また、連続的な時間ではなく，例えば20分の運動を分割して10分を2回に分けて実施してもよい。

筋力 / 筋持久力

　筋力の評価として最大筋力や筋パワー、筋持久力の測定が高齢者では行われる。最大筋力として握力測定や膝伸展筋力の測定が行われる。握力は全身の筋力と相関があり、高齢者の筋力を安全に評価できると考えられる。下肢の筋力評価として立ち上がりテスト［3］や

CS-30 テスト［4］など椅子からの立ち上がりテストが簡便な方法として用いられる。椅子からの立ち上がりは、日常生活の中に存在し、動作の切り替え時に大きな負荷がかかることもなく動作的にも安全である。

筋持久力の評価として、上体起こしが用いられる。上体起こし［2］は、体幹部の筋持久力の評価となる。体幹部の筋力は、腰痛の発症にも関わるとされている。高齢者が実施する際は、腰痛の有無や日常生活活動テストの結果を参照し、実施するかしないか判断する。

筋力／筋持久力を向上させるには、レジスタンストレーニングが有効である。

① 運動の種類

レジスタンストレーニングの種類として、自体重トレーニング、フリーウエイトトレーニング、マシントレーニング、弾性器具（チューブ、ゴムバンド、バネ）を用いたトレーニングがある。

② 強度

レジスタンストレーニングの運動強度は、最大挙上重量に対する割合、最大反復回数で決定する。最大挙上重量の測定は、傷害発症リスク、努責による血圧上昇などのリスクがあるため、高齢者は、最大反復回数を用いた方が安全である。

健康な成人の目的別トレーニングは、筋力向上が目的であれば、1回〜5回反復可能な負荷を用いて、3分以上のセット間の休息を取り3〜5セット実施するとよい。注意点として、フォームが崩れるような負荷は扱わないこと、呼吸を止めないことが挙げられる。筋肥大を目的とする場合は、6〜12回反復できる負荷で6〜12回実施する。セット間の休息は1分程度とする。筋持久力を向上させるには20回反復できる程度の負荷で15〜20回実施する。

③ 頻度

筋の修復時間に48〜72時間要することを考慮すると、同一部位を連日トレーニングすることは望ましくない。筋力トレーニングは、上肢、下肢、背部など部位を分けることができる。すなわち全身であれば週1〜3回、部位別であれば、週2〜5回の実施が可能である。

身体組成

筋量や骨量は高齢者にとって有効な指標となる。筋量の減少は、運動器の障害の誘発に加え何らかの疾病を示唆する。骨量の評価は、骨粗鬆症や代謝性骨疾患の診断資料として扱われる。体脂肪を過剰に有した状態を肥満といい、生活習慣病との関連が高く、脳疾患や心疾患、糖尿病、腎。肝機能障害を引き起こす要因となる。筋量や体脂肪の測定にはインピーダンス法を用いた身体組成計での測定が可能である。ペースメーカーなど埋込型の医療装置がある場合は測定を行うことが出来ない。そのため、皮脂厚を測定するキャリパー法でも測定ができるようにしておくと良い。

筋量増量にはレジスタンストレーニングが有効であり、有酸素運動前にレジスタンストレーニングを行うことで、成長ホルモンが分泌され血中に放出した遊離脂肪酸を燃焼し、脂肪の減量に効果的である。

柔軟性

柔軟性の低下は、障害の発症リスクの増大に関係する。また、過剰な柔軟性も障害発生位の要因となる。身体をスムーズに動かすために必要な体力要素でもある。柔軟性の評価は、長座位体前屈、SLR などの測定から関節すべての可動域の測定などがある。

① 運動の種類

柔軟性の維持・向上にはストレッチングが有効的である。ストレッチングには静的ストレッチング、動的ストレッチグ、パートナーストレッチングなどがある。高齢者がストレッチングを実施する際は、反動を伴わない静的ストレッチングが推奨される。

② 静的ストレッチング実施上の注意

伸張反射が起こらぬよう反動をつけないで、伸ばしている筋を意識しながら20秒〜30秒程度伸ばす。ストレッチング中呼吸を止めないように注意する。ストレッチの姿勢によっては、関節に大きな負担がかかるため注意が必要である。また、柔軟性不足による代償動作によって他の関節や靱帯に悪影響を与えることもあるので高齢者に不向きなストレッチングの姿勢を理解しておくとよい。

3．運動指導について

近年では、マイクロジムの普及により個別指導や少人数のグループ指導を受ける機会が増えてきている。個別指導や少人数指導では対象者の個別性やニーズに対して細かな指導が可能となる。一方で地方自治体による健康づくり事業では、自治体ごとに参加者を募集し、自治体の所有する施設を用いて大人数に対して運動指導を行うことがある。ここでは大人数の運動指導と運動施設について解説する。

集団指導について

一度に大勢の参加者に、安全で効果的な運動指導が求められる。対象者の人数によっては指導者の人数を増員することも必要であろう。参加者の中には、耳や目の機能低下や記憶力・認知力の低下にも配慮が必要である。参加者の体力レベルの差や運動の難易度によってつい

ていけなくなる参加者がでてくることが考えられる。参加者をお置き去りにしないように、サポートを担当するスタッフを設けたり、難易度、体力レベルで教室のレベル分けをしたりすることも必要である。参加者が、運動プログラムに合わせて運動を行うのではなく、次回もまた参加したくなるような運動プログラムを提供することが重要である。そのためには、指導者は、伝える技術を磨き、参加者の声に耳を傾け、運動プログラムを見直し、工夫をしていくことが求められる。

運動施設について

運動を実施する高齢者の安全を考え、施設は空調が管理されていることが望ましい。夏場の熱中症対策、気温の寒暖差による血圧の上昇など配慮が必要である。万が一を考えて、AED の準備、救急車の搬入経路の把握など準備をしておいたほうが良い。

また、現在のコロナウイルス感染拡大対策を踏まえて、十分なソーシャルディスタンスの確保や、定期的な換気、備品や共有部分の消毒などの対策が必要であろう。

おわりに

本稿では、1）運動プログラムの作成、2）健康づくりのための運動、3）運動指導について解説をした。今では、テレビの情報番組や動画配信サイトなどで、様々な運動プログラムが紹介されている。そのような情報番組から運動プログラムの知識得た参加者が今後増えていくことが考えられる。そのため体育系大学として、何をやるのかに加え、なぜその運動を行うことが必要なのかという問いを涵養していくことが必要であろう。

参考文献
[1] Kodama S et al. Cardiorespiratory fitness as a quantitative predictor of all-cause mortality and cardiovascular events in healthy men and women: a meta-analysis. JAMA. 2009 May 20;301(19):2024-35.
[2] 新体力テスト−有意義な活用のために−文部科学省、ぎょうせい
[3] ロコモ ONLINE https://locomo-joa.jp/check/test/stand-up.html
[4] 中谷敏昭 , et al. "30 秒椅子立ち上がりテスト (CS-30 テスト) 成績の加齢変化と標準値の作成 ." 臨床スポーツ医学 20.3 (2003): 349-355.

健康寿命延長に関する理解のために

「健康寿命」と「転倒予防」との関わり

日本体育大学　保健医療学部

久保山 和彦

1. はじめに

　「健康寿命」とは、健康で日常生活を支障なく送ることのできる期間を指している。この「日常生活に支障ない期間」を厚生労働省の資料から引くと、我国における平均寿命と健康寿命の差により算出され、<u>男性で 9 年、女性で 12 年</u>あるということである。この差 (平均寿命 - 健康寿命) が、日常生活に制限のある期間として「不健康な期間」となる。

　本書の目的である「健康寿命延長」とは、先に下線で示した 9 年 (男性) 及び 12 年 (女性) となる「不健康な期間」をいかに短縮するかが「健康寿命延長」における課題となっている。〔図 1 〕

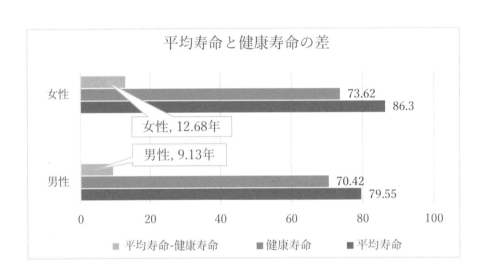

　図1　平均寿命と健康寿命の差
　厚生労働省の調べ [https/www.mhlw.go.jp/bunya/kenkou/dl/chiiki-gyousci_03_02.pdf#search=%27 厚生労働省健康長寿のヘーシ %27] より　著者改編

　また、「転倒」に関して考えるとき、1987 年に高齢者の転倒予防に関する国際ワークグループにより発表されたギブソンの「転倒の定義」が参考となる。つまり、「他人による外力、意識喪失、脳卒中などにより突然発症した麻痺、転換発作によることなく、不注意によって、人が同一平面あるいはより低い平面へ倒れること」としており、高齢者の「転倒予防」の基礎となっている。(日本転倒予防学会「転倒の定義」より)

　この定義によると、身体の病態や痛みを抱えているか否かを問わず、高齢者の日常生活場面における「予期せぬ転倒」を指していると解釈され、予期していない転倒を予防しようと

いう「転倒予防」の概念が作り上げられ、具体的方策が医療や健康に関わる専門家の中から進められているのである。

本稿においては、「健康寿命」と「転倒予防」との関わりを知ることで、体育指導者に必要となる「運動指導」の位置づけを学んで行く。

【学習ポイント】
◆　健康寿命とは
◆　健康寿命を延長するための方法
◆　転倒を予防するには
◆　運動指導の介入法

---

2. 初期の転倒予防 (生活習慣病対策)

我が国における「死亡原因の上位を占めている「悪性新生物 (がん)、心疾患、肺炎、脳血管障害 (脳卒中) などは、その原因が生活習慣によるものが多いとされている。これは生活習慣病と言われており、その予防には運動、食生活、喫煙、飲酒などの習慣の見直し、改善が重要である。

一般的には「生活習慣病対策」の対象者は 40 歳以降の中年層ではあるが、高齢者においても「適切な運動が効果的」であるとされ、中年を迎えた頃から習慣の変容や運動習慣を修得するためにも必要となり、早くから「健康である期間」の延長を計り、「健康を阻害する因子」を排除しておくことが必要である。

次章以降でも扱う「運動実践法」の効果には、生活習慣病対策に用いることを前提としてみると、血流改善により新陳代謝の促進、中性脂肪量、血糖値や尿酸値などの改善、心肺機能の強化、高血圧の改善、健全な生活リズムの獲得とストレスの軽減などがあり、その延長上に「運動習慣の獲得」がある。

しかし、運動を行う際には様々な注意点が挙げられ、「個人によって適切な運動量が違います。」「過度の運動は他の部位に支障をきたすことがあります。」「関節の痛みや持病のある方は、痛みが増したり疾患が悪化したりします。」「少しの運動でも継続することが大切です。」など、個人個人の身体状況に合わせたプログラム設定の必要性がある。

しかるに、体育・スポーツ界における「運動処方」研究知見の必要性が高まり、指導による普及が進められている。[1]

---

3. 転倒を予防して健康寿命を延長させる

要介護者となっている高齢者の転倒原因には、「どんな時」についてみると、歩行中が最

も多く 39.4%、ついで、歩き出し 13.8%、及び立ち上がり 13.8% が同程度であった。「どのように」について状況はバランスを崩して 66.0% と圧倒的に多く、「転倒のきっかけとなった行動」においては様々であったが排泄 14.9%、物を取ろうとして 12.8% が比較的多かった。さらに「ぶつかった物」として挙げられたのはフローリングが最も多く 27.7%、次いでコンクリート 18.1% というもので、全てが骨折につながり健康寿命を短くする原因の一つになる。また、要因となるのは、高齢者がこうした原因により転倒すれば、上肢における手首（橈骨骨折）や上腕（上腕骨外科頸骨折）など、下肢における股関節（大腿骨頸部骨折）や体幹の腰（胸腰椎移行部圧迫骨折）などの高齢者によく発生する骨折につながりかねない。加齢による筋力低下、加齢によるバランス障害、視力障害により段差が認識しづらい、危険感知能力の低下、及び足首の関節が硬く、痛みを感じる、などの「身体要因」があること。

　また、生活場面における環境要因には、段差、滑りやすい床、薄暗いなどの照明の問題が挙げられる。その他に服用している薬剤、履いている靴なども転倒の要因となることがある。

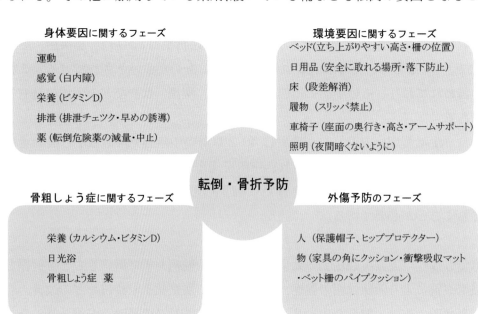

図2　転倒予防のリスクマネージメント

饗場郁子 転倒予防研究の現場と今後の方針 医療国立医療学会誌　vol.70 No.1 2016 p.54 参照、著者改編

　図2に示した内容は、要介介護者における転倒と外傷に関する多面的介入の具体例である。これは環境（転倒リスク）のチェックにはじまり、運動による「転ばない身体づくり」や日常生活における注意点をしめしている。

　様々な身体要因・環境要因に対する介入を、また外傷・骨折予防対策として骨粗しょう症に対する介入および外傷予防介入を多面的かつ他職種で進めている。[2]

　「身体要因に対する介入」では、運動、感覚（白内障）、栄養（ビタミンD）、排泄（排泄チェック・早めの誘導）、薬（転倒危険薬の減量・中止）など。また、「環境要因に関する介入」

において、ベッド (立ち上がりやすい高さ・柵の位置)、日用品 (安全に取れる場所・落下防止) 床 (段差解消)、履物 (スリッパ禁止)、車椅子 (座面の奥行き・高さ・アームサポートの高さ)、照明 (夜間暗くないように)、など、さらに、「骨粗しょう症に関する介入」では、栄養 (カルシウム・ビタミン D)、日光浴、骨粗しょう症薬、などを挙げており、骨折の予防として挙げられた。「外傷予防」においては、人 (保護帽子、ヒッププロテクター)、物 (家具の角にクッション・衝撃吸収マット・ベット柵のパイプクッション) などもある。〔図 2〕

　体育指導者として「転倒予防」に介入する場合においては、「身体要因」のうちでも「運動」に特に注目すべきである。

4. 転倒関連因子〜体力要素〜

　転倒関連因子を統合的に研究した文献によると、下表 [表 1] のような因子が転倒に関わっていることが分かった。[3]

表 1　転倒危険因子 (メタアナリシス調査)

転倒関連因子	結果
年齢	70 歳〜85 歳
性別	女性
転倒経験・既往歴	過去に転倒・脳血管障害
筋力(体力レベル)	握力・膝伸展力
平衡性(バランス)	開・閉眼片脚立
身体組成	皮下脂肪厚

上野めぐみ他の調査より [文献] 著者改編

　この調査によると転倒関連因子として挙げられている「年齢」について 70 歳を境にして 85 歳までは加齢によって転倒のリスクが高まるとされており、また「性別」では転倒率により女性 13.7%~26.7%、男性 6.8%~19.8% での割合を示して女性の転倒率が高い。

　女性の転倒率が高い理由としては、加齢による筋力、筋パワーの低下が男性より著しいことや、体重過多 (肥満)、変形性股関節症、変形性膝関節症、変形性脊椎症 (脊椎圧迫骨折) などの姿勢不良を伴う身体特性が関係している。

　また、過去の「転倒経験」は将来の転倒の可能性を予測する因子の代表的な項目とされている。過去に転倒を経験しているということは、初発時にはすでに筋力不足などの身体機能低下が存在していたと考えられ、予防的には初発転倒前の状態や、転倒後対策 (心理的ケアや個別の転倒原因を探り、それに対して運動療法や理学療法を実施するなど) を講じていないケースがあれば、根本的に転倒に対する問題が残されたままの状態で生活を継続していた

という事が問題点となる。

[表1] の同項目にある「既往症」として挙げている脳血管障害は、四肢体幹に直接的な運動障害を生じさせる疾患であり、「片麻痺」などにより特異な筋緊張や運動麻痺、姿勢反射の消失をきたしてしまう、ゆえに日常生活の「歩行」に大きな障害をもたらすことで、支持基底面に対して重心の位置を調節する事ができなくなり転倒リスクが増加するのである。

「筋力」については、その簡便性から「握力・膝伸展筋力」が評価項目として挙げられることが多い。また、転倒しやすい人の特徴として、握力低下及び膝伸展筋力低下がみられるが、全身の筋活動が身体運動を起こすベーシックな要素であることは言うまでもない。日常のどんな動作も筋活動なしに開始されないのである。

転倒と関連の強い身体動作については前述したように、立位、歩行、階段昇降、などの基本動作は、抗重力筋が作用する抗重力活動と、立位での動的な上肢運動、歩行時の方向転換、障害物を越えるなどの応用動作が含まれているが、いずれの動作も体幹、下肢の正常な筋活動により発動・維持されている。

身体活動時における「握力・膝伸展筋力の低下」は、抗重力活動の安定性を奪い、動作の効率性を低下させることにより易疲労性を招くことにより (運動連鎖の悪循環)、虚弱な生活スタイルへの悪循環を作り出すという要因となるのである。

また、開眼片足立・閉眼片足立 (バランス) は平衡性の指標となるが、転倒のメカニズムに関わる「姿勢制御」能力低下がある。転倒は重力下において支持基底面と重心線の位置関係を調節してている姿勢制御の能力低下していると発生する。

平衡性は、静的バランス (自然立位)・動的バランス (歩行時) 双方で関連があり、重心線と支持基底面位置関係を調節している。無意識でも「立ち直り反射」などの機能が作用して転倒を避けているのである。

身体組成では、女性の皮下脂肪厚が転倒因子に挙げられている。BMI と転倒の関係性は有意なものではなく、また男性の皮下脂肪厚については転倒因子に認められていない。女性は男性に比較して筋力や筋パワーが弱いため、こうした状態に肥満や体重過多が重なると、歩行能力が低下し、立位動作が不安定になる。またその上、変形性膝関節症などの痛みを抱えると、一層転倒の危険が増すものと考えられる。

この「メタアナリシス調査」によると、高齢者にとっては、筋力 (体力レベル)、平衡性 (バランス) 及び身体組成 (皮下脂肪厚) などお問題を解決することにより、転倒のリスクを低下させることができそうである。

5. 運動の重要性～まとめ～

本稿において「健康寿命とはなんなのか」をはじまりにして、その「延長」を企るために必要な事項を挙げてきた。それは、運動による「転倒予防」が挙げられるが、体育指導者が保持している知見にある「運動指導」という介入により、「健康寿命を延ばす」ことに寄与することとなろう。

参考文献

[1] 理学療法ハンドブック作成特別委員会　健康寿命を伸ばそう 理学療法ハンドブックシリーズ1 健康寿命　(公社)日本理学療法士協会　2016

[2] 饗場郁子、斉藤由扶子、吉岡勝他　要介護者における転倒による重篤な外傷の発生頻度および特徴 - 医療・介護を要する在宅患者の転倒に関する多施設共同前向き研究 (J-FALLS)- 日本転倒予防学会誌　2015,vol2.pp19-33

[3] 上野めぐみ他　本邦における在宅生活高齢者の転倒因子についての Systematic Review(メタアナリシス手法を用いて)　日本老年医学会雑誌43巻1号 2006　92-101

学習メモ

学習メモ

実践のための医学知識～下肢の痛みについて～

日本体育大学　保健医療学部
服部　辰広

はじめに

＜高齢者の変形性膝関節症＞
・膝関節は加齢により発生する変形性関節症の代表的な部位です。
・膝関節は荷重関節（体重が加わる関節）のため、変形を起こすと歩行や運動に大きな影響を及ぼします。

正常な膝関節

膝関節は大腿骨、脛骨、膝蓋骨の３つの骨によってつくられる関節です。（図１）

膝関節の内部には半月板（内側・外側）や十字靭帯（前・後）があり、これらの構造物はスポーツ活動によって損傷することがあります。

大腿骨と脛骨によって作られる角度を大腿脛骨角（FTA：femoro-tibial angle）といいます。この角度は正常で約175°です。（図２）

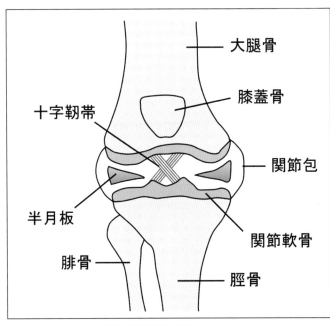

図1　膝関節の構造

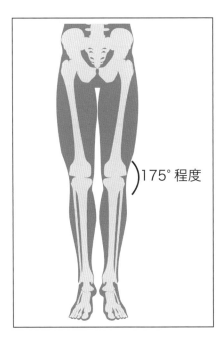

図2　大腿脛骨角（FTA）

変形性膝関節症

　加齢により大腿部前面の筋肉（大腿四頭筋）が低下すると、膝関節への負荷が大きくなり関節の変形を引き起こします。関節の変形は初期〜中期は関節軟骨の変化が主体で進行期になると骨にまで変化が及びます（骨棘の形成）。（図3）

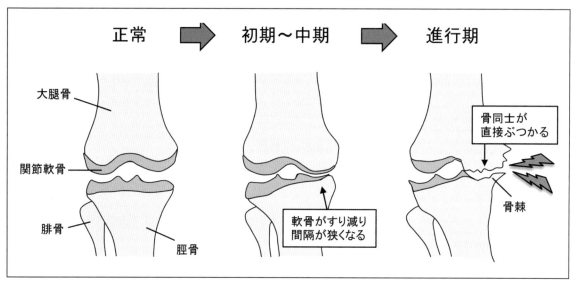

図3　変形性膝関節症の分類

　変形が膝関節の内側に生じると大腿骨に対して脛骨が内側へ傾き、FTA が大きくなります。この状態を内反膝といい、見た目は O 脚となります。反対に変形が膝関節の外側に生じた場合は FTA は小さくなります。この状態を外反膝といい、見た目は X 脚となります。（図4）

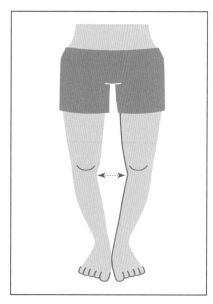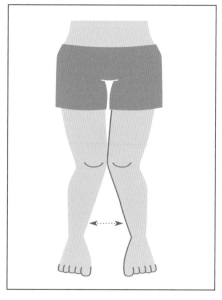

図4　O脚とX脚（O脚ではFTAが増大し、X脚ではFTAが減少する）

筋力強化の重要性

　加齢による生理的な筋力減少はサルコペニアと呼ばれ、40歳以降の大腿四頭筋において
は年間1%の筋力が減少するといわれています。この筋力の減少をできるだけ少なくするこ
とが、転倒予防や変形性関節症の予防において重要です。（図5）

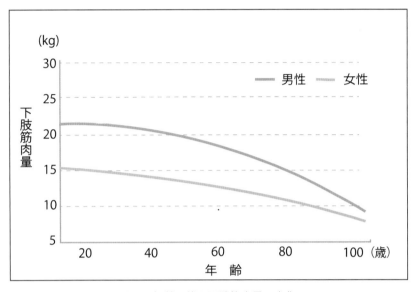

図5　加齢に伴う下肢筋肉量の変化

転倒の要因

　転倒には多くの要因がありますが、筋力低下、バランス障害、関節可動域障害などの運動
機能低下は転倒の大きな要因となります。（図6）

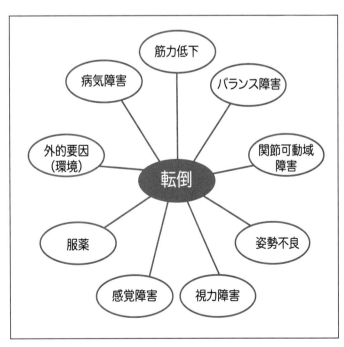

図6　転倒の要因

治療

　変形性膝関節症の治療は変形の進行度合や日常生活動作への影響などにより異なりますが、原則は保存的療法の適応になります。

　筋力の低下（特に大腿四頭筋）により関節への負荷が大きくなった結果、変形性関節症が生じていますので、筋力の強化が重要です。（図7）

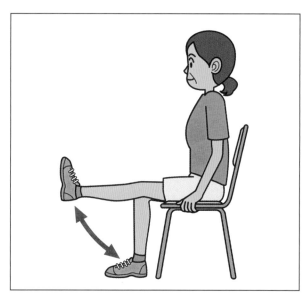

図7　大腿四頭筋訓練の一例
　（膝を伸ばすことで大腿四頭筋を強化します）

学習メモ

学習メモ

79

健康寿命延長に関する理解のために

実践法　イラストで学ぶ　高齢者の運動処方の実践

日本体育大学　保健医療学部

松田　康宏

はじめに

☆高齢者に運動を処方する際の注意すべきポイント

　高齢者は視力や聴力、平衡感覚が鈍っていることがあり、運動時に転倒による骨折や心臓病や肺疾患などの基礎疾患を有する場合は、突然の発作を起こす危険性があります。　そのため、高齢者が運動するときは、決して無理はせず、精神的、肉体的に余裕をもって行うことが重要です。もし、怪我や持病を持っている場合は、運動をする前に必ずかかりつけ医に相談の後、運動を処方して下さい。

☆一般的に運動の種類は大きく分けて３種類あります。
1．有酸素運動によるトレーニング
2．筋力トレーニング
3．柔軟性向上による関節可動域の拡大

次に、これらの運動の種類と方法について説明致します。

1．有酸素運動によるトレーニング

　有酸素運動は一般的に軽〜中程度の負荷を継続的にかける運動で、酸素を使って筋肉を動かす運動をいいます。体力や持久力、バランス機能の向上による転倒やケガの防止、肥満や生活習慣病の予防改善などの効果が期待できると考えられています。有酸素運動は心拍数が徐々に上がり、呼吸数や血流が促進されるため、呼吸器や循環器を鍛えることができ、心肺機能を高める効果も期待できます。

　手軽に取り入れられる有酸素運動として、高齢者におすすめなのが「ウォーキング」です。一般に成人は中等度の強度の有酸素運動を少なくとも計30分、できれば毎日行うことが推奨されています。(運動処方の指針 - 運動負荷試験と運動プログラム - 原著第8版.日本体力医学会力科学編集委員会.南江堂.2011)

＊運動効果を高めるための歩行フォーム
①目線は 10 〜 20 メートル先を見るように遠くへ。
②顎_{あご}は軽く引く。
③肩の力は抜き、背筋を伸ばす。
④肘を 90 度に曲げて、前後に大きく振る。
⑤歩幅は大きく、膝をできる限りしっかり伸ばす。
⑥踵から接地して、足の裏全体に体重がかかるように移動する。

２．筋力トレーニング

　筋肉量は年齢とともに低下しやすくなりますが、筋力トレーニング行えば、高齢になっても筋力を向上することが可能です。高齢者を対象として３カ月間、週 3 日以上、無理をしない範囲での筋力トレーニングを実施した研究では有意な筋力の増加をみたとの報告 (高齢者に対する筋力トレーニング指導の効果．聖マリアンナ医科大学雑誌誌．Vol 42. pp. 27–35. 2014) があるように、継続した実践が大切になります。円滑な日常生活を送ることができるためには、特に下半身の大きな筋肉を中心にトレーニングを行うと効率的に筋力アップが期待されます。目安となる筋力向上の実施回数は週 3 日以上、1 日：10 回を 1 〜 3 セット程度です。また、息を止めてしまうと血圧が上昇しますので、数を数えながら行い、自然に呼吸ができるようにして下さい。

１）椅子を使った立位での下肢の筋力トレーニング

　＊立位での運動は、転倒しないように注意して実施してください。

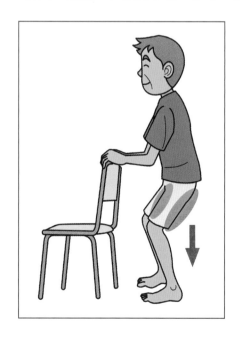

①スクワット
【対象筋】
　・大腿四頭筋
　・ハムストリングス
　・殿筋群
【ポイント】
　・膝を完全に曲げない
　　膝関節に痛みが出ない
　　ように注意する。
　・膝関節を足指（第２指）
　　の方向へ曲げる。

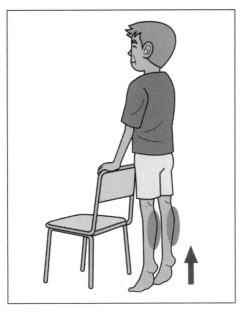

②つま先立ち
　【対象筋】
　　・下腿三頭筋
　　・長・短腓骨筋
　　・後脛骨筋
　【ポイント】
　　・踵を最大限床から上方へ持ち上げる。
　　・膝を伸ばす

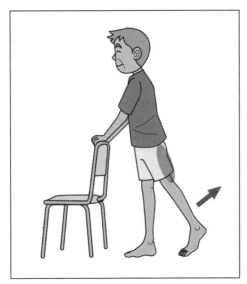

③後方への脚上げ
　【対象筋】
　　・殿筋群
　　・ハムストリングス
　【ポイント】
　　・膝だけを曲げないように
　　　踵を後方へ持ち上げる。

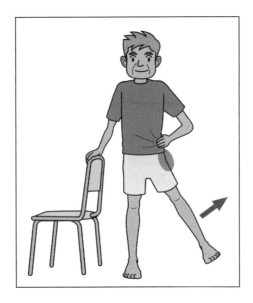

④側方への脚上げ
　【対象筋】
　　・殿筋群
　【ポイント】
　　・足の外側部を真横へ
　　　持ち上げ脚を開く。

2）椅子に座って行う下肢の筋力トレーニング

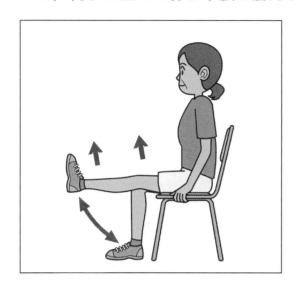

① 脚上げ運動

【対象筋】 大腿四頭筋

【ポイント】

・膝を伸ばす

・大腿部（もも裏）が座面から
少し浮く程度まで脚を上げる。

・脚を上げ状態で 5 ～ 10 秒間保持する。

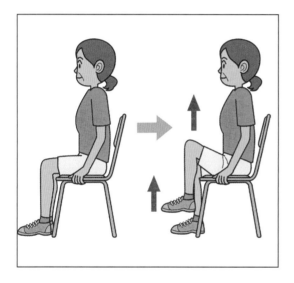

② もも上げ運動

【対象筋】 腸腰筋（ちょうようきん）

【ポイント】

・背筋を伸ばす。

・足踏みをするように脚全体を持ち上げる。

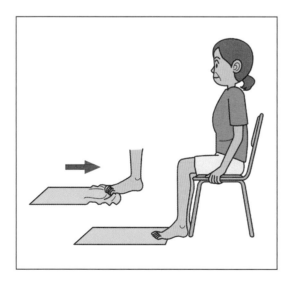

③ タオルつかみ運動

【対象筋】 長母指屈筋、足底部の筋

【ポイント】

・足元にタオルを置く。

・足の指でタオルをつかむように
少しずつタオルをたぐりよせる。

3) 寝た状態で行う下肢の筋力トレーニング

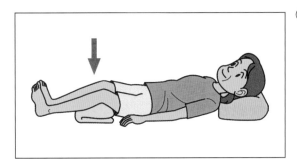

① 膝裏タオルつぶし運動

【対象筋】 大腿四頭筋

【ポイント】

・膝を軽く曲げた状態で、膝裏にタオル
や座布団を入れ、膝の裏でつぶすよう
に床に押し付ける。

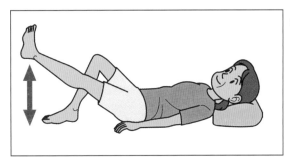

② 脚上げ運動

【対象筋】 大腿四頭筋

【ポイント】

・あお向けに寝て、片方の膝を立て
反対の足の膝を伸ばしたまま立てた膝と
同じ高さになるまで上げ下ろしする。

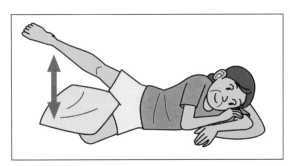

③ 脚横上げ運動

【対象筋】 殿筋群

【ポイント】

・横向きに寝て、上になった膝を
伸ばした状態で真上（横）に上げる。

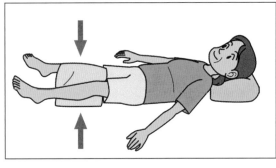

④ 内ももタオルつぶし運動

【対象筋】 内転筋群

【ポイント】

・あお向けに寝て、膝の間に座布団などを
入れ、太ももの内側に力を入れ
脚の間の座布団を押しつぶす。

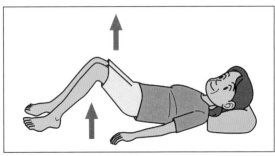

⑤ お尻上げ運動

【対象筋】 殿筋群

【ポイント】

・あお向けに寝て、両膝を立て、
床からお尻を持ち上げる。

・慣れてきたら片足でチャレンジ。

3．柔軟性向上による関節可動域の拡大

　身体の柔軟性を向上する目的としてストレッチングがあります。ストレッチングは、筋肉や関節の柔軟性を高め、さらに血行の促進などの効果が期待されます。高齢者おいて、下肢の関節の可動範囲を広げることで不意な転倒を減らすことができるとの報告 (Chiacchiero et al. The Relationship Between Range of Movement, Flexibility, and Balance in the Elderly. Geriatric Rehabilitation. Volume26- 2. p148-155. 2010.) があるように柔軟性はとても大切です。

　ストレッチングを行う際はいくつかのポイントがあります。
　A．呼吸を止めない
　　ストレッチング中は、リラックスした状態で呼吸を続けてください。呼吸を止めてしまうと筋肉が緊張し、逆に筋肉が硬くなり十分な効果が得られなくなります。
　B．反動をつけない
　　筋肉を急激に伸ばすと反射的に筋肉が収縮する反応が出現するため、効果が期待できません。さらに、筋肉や関節などのケガの原因にもなります。従って、ゆっくりと少しずつ伸ばしていきます。
　C．「筋肉や関節などが伸びて気持ちいい」と感じる強さの範囲で行います。

　下肢のストレッチングの実施回数は毎日、20 〜 30 秒を 2 〜 3 セット行うと良いです。

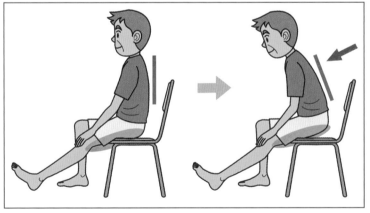

① 　ハムストリングスの
　　ストレッチング
【ポイント】
　　・背筋を伸ばした状態で、椅子に
　　　浅く腰掛ける。
　　・膝を伸ばして、踵を床につけて
　　　つま先を手前に向ける。
　　・上半身を前に倒していく。

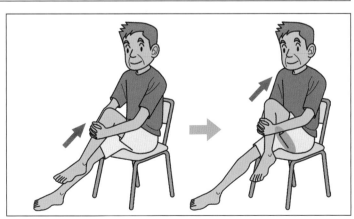

② 　殿筋群のストレッチング
【ポイント】
　　・椅子に深く腰掛ける。
　　・膝を曲げて脚を抱え込み引き
　　　寄せる。
　　・引き寄せる強さによってお尻
　　　の筋が伸ばされる。

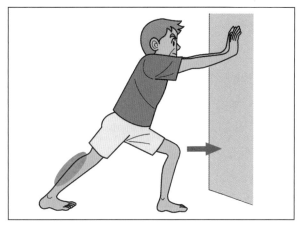

③　下腿三頭筋のストレッチング

【ポイント】

　・壁に両手をあて、片方の脚を後ろ
　　に引く。

　・後ろ脚の膝は伸ばし、前脚の膝は
　　曲げる。

　・後ろ脚の足首を手前に曲げて伸ば
　　す。

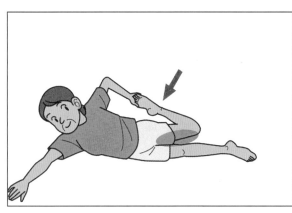

④　大腿四頭筋のストレッチング

【ポイント】

　・横向けに寝た状態で膝を曲げ足先を
　　お尻の方へ引っ張り伸ばす。

　・膝関節に痛みが出る場合は
　　無理をして行わない。

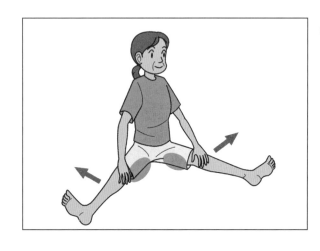

⑤　内転筋群のストレッチング

【ポイント】

　・床に座った状態で、膝関節を伸ばし、
　　開脚する。

　・後ろに倒れそうな場合は壁に
　　もたれながら行う。

　・足底にタオルを引っ掛け両手で引き
　　寄せる方法があります。

最後に

　筋力の維持や強化、柔軟性の向上は転倒のリスクを軽減し高齢者の方の日常生活に多くの
メリットをもたらします。年を重ねても生き生きと元気に暮らして頂くために、高齢者の方
の個々の体力に合った適度な運動強度や運動習慣を身につけることができるよう運動を処方
してください。

編集後記

　2019年4月1日に発足した「健康寿命延長に関する研究会」は、一般社団法人全国体育スポーツ系大学協議会の「健康寿命延長プロジェクト(国士舘大学大澤英雄担当理事)」の一環として、関東地区に設置されている加盟大学から、健康寿命延長に係る研究を進めている研究者を選定し、委員長、副委員長、委員などで構成され、それぞれの役割を持って始められました。

　研究会発足当初においては、加盟大学の健康寿命を延ばすための取り組みや、研究などの実施状況の調査を基にして、各大学に集積された実践例の把握を行って参りました。

　2020年に入り、今般の新型コロナウイルスの感染拡大により、揺らぐ社会事情により、予定していた研究会の開催や方法などに大幅な修正を加えることを余儀なくされ、研究会の成果知見を社会に還元する機会を失いつつありました。

　しかしながら、当研究会に招聘された熱心な研究者の意見や、協議会理事会の後押しもあり、この度、本書出版に漕ぎ着けた次第であります。

　出版にご尽力をいただいた加盟大学、理事会など全ての皆様に深く御礼申し上げます。

　さて、本書の構成は、健康寿命を延ばすために必要な、感染予防の知見に始まり、医学・栄養理論など、また、ソーシャルキャピタルという視点及び運動処方など、更に、口腔ケアの視点から咀嚼筋トレーニング、転倒予防のためのサルコペニアの理解、その予防のためのトレーニングなどと、健康寿命を延ばすための理論や実践法を広く扱った内容となっています。

　また、「体育スポーツ系の大学生のための教材」となるように編集には工夫をこらし、各所に「学習のポイント」、「学生メモ」などを取り入れ、また、執筆いただいた研究者においては、できるだけ初学の学生にも理解できる内容にしていただきました。

　そのため、体育スポーツ系の大学生に向けた「健康寿命延長に関する知見・実践方法」が網羅的に綴られた良書となりました。

　是非一読いただき、学生教育に役立てていただきたいと願っております。

　　　　　　　　　　　　　令和3年4月1日

　　　　　　　　　　　　　　　　一般社団法人体育スポーツ系大学協議会
　　　　　　　　　　　　　　　　健康寿命延長に関する研究会

〔**執筆者紹介**〕（執筆順、委員長○ 副委員長△ 委員・）

国士舘大学 体育学部スポーツ医科学科 (同ウェルネスリサーチセンター長)
国士舘大学大学院救急システム研究科研究科長
○ 教　授　田中 秀治

日本女子体育大学 体育学部健康スポーツ学科長
・ 教　授　助友 裕子

日本薬科大学 薬学部 教務部長
・ 教　授　樋口 敏幸

日本薬科大学 薬学部　副学長
　 教　授　都築 稔

日本体育大学 体育学部体育学科・大学院体育科学研究科
　 教　授　黄 仁官

日本体育大学 大学院体育科学研究科
　　　　　　小林 哲郎

山梨学院大学 スポーツ科学部副学部長
・ 教　授　三本木 温

国際武道大学体育学部
・ 准教授　森 実由樹

日本体育大学 保健医療学部整復医療学科長・大学院保健医療学研究科
△ 教　授　久保山 和彦

日本体育大学 保健医療学部整復医療学科
　 准教授　服部 辰広

日本体育大学 保健医療学部整復医療学科・大学院保健医療学研究科
　 准教授　松田 康宏

編集協力者 丸澤 遼子（日本体育大学大学院保健医療学研究科）

体育指導者のための国民の健康寿命を延ばす取り組み
–理論から実践法まで–

2021 年 4 月 1 日　初版発行

監修／一般社団法人全国体育スポーツ系大学協議会
編・著／健康寿命延長に関する研究委員会
発行人／伊藤　由美子
発行／株式会社叢文社
〒 112-0014　東京都文京区関口 1-47-12 江戸川橋ビル
電話　03-3513-5285
ホームページ　http://www.soubunsha.co.jp